《药物分析实验与指导》编委会

兰州大学教材建设基金资助

药物分析实验与指导

Experiment and Guidance for Pharmaceutical Analysis

董钰明　主编

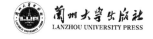

兰州大学出版社
LANZHOU UNIVERSITY PRESS

图书在版编目（CIP）数据

药物分析实验与指导 / 董钰明主编. -- 兰州 ：兰
州大学出版社，2022.8
ISBN 978-7-311-06376-4

Ⅰ．①药… Ⅱ．①董… Ⅲ．①药物分析－实验 Ⅳ.
①R917-33

中国版本图书馆CIP数据核字(2022)第158890号

责任编辑　郝可伟
封面设计　汪如祥

书　　名	药物分析实验与指导
作　　者	董钰明　主编
出版发行	兰州大学出版社　（地址:兰州市天水南路222号　730000）
电　　话	0931-8912613(总编办公室)　0931-8617156(营销中心)
	0931-8914298(读者服务部)
网　　址	http://press.lzu.edu.cn
电子信箱	press@lzu.edu.cn
印　　刷	西安日报社印务中心
开　　本	710 mm×1020 mm　1/16
印　　张	9.75
字　　数	178千
版　　次	2022年8月第1版
印　　次	2022年8月第1次印刷
书　　号	ISBN 978-7-311-06376-4
定　　价	22.00元

（图书若有破损、缺页、掉页可随时与本社联系）

前 言

药物分析是一门研究与药物相关的分析方法和质量控制的科学，贯穿于药品的研发、生产和临床使用等各个环节。药物分析实验是药物分析课程教学中不可缺少的组成部分，它通过理论课程与实验训练的有机结合，使学生充分体会和理解全面控制药品质量的意义和重要性，理解和熟悉药品质量控制与药物分析方法学之间的关系，掌握药品标准中收载的典型药物的鉴别、检查、含量测定方法。

本书编者都是长期工作在教学和科研一线、目前承担药物分析学和药物分析实验教学任务的教师，他们在编写过程中，从教学实际出发，紧密围绕药品质量控制核心问题，充分考虑药品标准的科学性、先进性、规范性和权威性，以最新颁布的《中国药典》（2020年版）为依据进行编写。本书选择《中国药典》（2020年版）收载的代表性药物为分析对象，包括化学药物及其制剂、中药材及其制剂等；涉及的分析方法有化学分析、光谱分析、色谱分析等。本书有助于增强学生对药物分析理论知识的理解，熟悉药品检验程序，掌握常用的分析方法和实验技术，培养学生严谨求实的科学态度、缜密科学的研究思维和标准规范的实验技能，使学生具备检验常用药物及其制剂的能力，并能够从药物结构出发，理解药物的理化性质，正确选择分析方法，进一步根据药品特点解决质量控制存在的问题，形成初步的科研能力。

本书内容包括药物分析实验基础知识、十七个实验及十二个附录。实验四、实验六、实验八由董钰明编写；实验十、实验十五、实验十六、实验十七由陈娟编写；实验一、实验二、实验三、实验五、实验十三、实验十四由刘晖编写；实验七、实验九、实验十一、实验十二由王兆彦编写；药物分析实验基础知识由崔方编写。本书中的附录均为《中国药典》（2020年版）四部收录内容。

本书中氯化物、硫酸盐、重金属、砷盐等一般杂质的检查，以及旋光仪、折光仪、永停滴定仪、电位滴定仪、紫外-可见分光光度计、高效液相色谱仪、气相色谱仪、毛细管电泳仪、高效液相色谱-质谱联用仪的操作视频，由崔方、王兆彦制作。部分实验制做了二维码可供读者扫描学习。

本书编写过程中得到了兰州大学药学院的大力支持，仪器操作视频由兰州大学药学院燕娜、李歆杭、贺永强协助拍摄，在此一并致谢。

由于编者的专业水平、能力和经验所限，书中难免存在错误和疏漏之处，敬请广大师生批评指正，以便不断改进提高，联系方式为：E-mail: dongym@lzu.edu.cn。

编　者
2022 年 8 月

目 录

药物分析实验基础知识

一、药物分析实验目的

　　培养学生实事求是、严肃认真的科学态度以及严谨的科学作风和辩证的科学思维方式。使学生掌握常用药物分析实验技术、掌握药品检验的一般程序及检验报告的书写、具备从事药品质量监控工作的能力、获得完整的药品质量观念。

二、药物分析实验室管理规定

　　1.进入实验室必须穿实验服，严格遵守实验室各项规章制度，服从实验室指导教师的安排。

　　2.严格按照实验规程操作，仔细观察实验现象，实事求是地做好原始记录。

　　3.实验中注意桌面的整齐清洁，所用仪器应洗净，并按序摆放。

　　4.取用试液或试剂应严防污染，滴瓶滴管不得直接放在桌上，滴管不得与任何其他溶液或器壁接触，用后放回原瓶中，不得放错；容器盖取下放置时应倒放，不得混放，如有意外，应立即报告指导教师。

　　5.爱护仪器设备，节约实验试剂。按照仪器标准操作规程使用各种仪器，使用完毕后必须做好仪器使用登记。如有仪器损坏，应立即报告指导教师，及时办理登记报损手续。未经允许严禁私自使用实验室其他仪器设备。

　　6.牢固树立"安全第一"的思想，注意人身安全、公共财产安全、个人财产安全。做好防火、防水、防爆、防腐蚀、防污染、防中毒、防触电等安全措施。

　　7.实验室内严禁吸烟，严禁带入食物、饮品等，严禁在实验室饮食。实验过程中禁止嬉闹、喧哗，严禁戴耳机，不得做与实验无关的活动。

8.实验结束时，必须按照规定把实验用品和仪器清理干净并放置好，废液应倒入相应废液缸，离开实验室前应洗手。

9.实验结束后，值日生做好实验室清洁卫生工作。垃圾需分类盛放，针头等尖锐物品装利器盒，破碎玻璃仪器单独盛装，产生的其余垃圾均为实验垃圾，放置在实验室专用垃圾桶内。实验垃圾在规定时间运送至指定地点。如确需在规定时间外运送，应提前与负责教师联系。利器盒、破碎玻璃及废旧试剂瓶由实验管理老师安排统一处理。离开前应检查公用仪器状态，实验室的水、电、门、窗等是否已关闭。在实验室值班记录表上签字，经实验室管理教师同意后方可离开。

三、药物分析实验记录的书写

1.实验前应结合课堂理论及实验内容进行预习，熟悉实验原理、实验步骤及操作要点，合理安排实验进程，预估实验中可能存在的问题及处理方法，并做好预习报告。

2.实验原始记录的内容包括：

（1）实验名称；

（2）实验人员；

（3）实验时间；

（4）实验环境；

（5）药品的名称、生产厂家、规格、生产批号、生产日期、有效期；

（6）主要试剂的名称、生产厂家、规格、生产批号、有效期；自制试剂的配制方法、配制时间和保存条件；

（7）实验方法；

（8）实验详细步骤和具体操作条件（仪器名称及型号、温度、时间等）；

（9）实验现象（正常的和异常的）、数据和结果等。

3.实验记录必须使用专用的带有页码编号的记录本，不得与实验报告本混用，不得随意将原始记录写在除原始记录本之外的其他任何载体上。原始记录本应保持完整，不得缺页或漏页。

4.不得编造、随意涂改原始记录。若有记录错误，确实需要修改，应保留原来数据的痕迹，将写错处用单线或双线划去，在旁边写上正确数据，并签名。

5.实验中发生错误或对实验结果有怀疑，应在原始记录中如实说明，必要时重做，不应将不可靠的结果当成正确结果，应养成严谨细致、一丝不苟的工作作风。

四、药物分析实验报告的书写

实验结束后，应根据实验结果和记录，及时整理总结，独立完成实验报告。实验报告主要包括以下内容：

1. 实验名称

写明本次实验的名称，用最简洁的语言反映实验内容。

2. 实验目的

明确该实验需要掌握、熟悉、了解的实验原理、分析方法或仪器操作等。

3. 实验原理

不必拘泥于实验讲义，简洁、明了说明实验过程中应用的原理。

4. 仪器与试药

（1）药品信息：包括药品名称、生产厂家、生产批号、规格、生产日期、有效期等。

（2）主要试剂信息：包括试剂名称、生产厂家、规格、批号、有效期等。

（3）主要仪器设备信息：包括仪器名称、品牌、型号、生产厂家、主要配置等。

5. 实验步骤

不能照抄实验讲义，要实事求是、简明扼要地书写主要操作步骤；也可以用实验流程图的形式表示，但对实验条件和关键的操作环节应配以文字说明。

6. 结果与分析

实验结果包括实验现象和实验数据。应把所得的实验结果进行整理、归纳、分析、对比，尽量用图表的方式进行呈现。针对结果进行必要的说明和分析。

7. 讨论

讨论部分可以包括对实验方法、结果、现象、误差等的探讨、评论和分析，对实验设计的认识、体会和建议，对实验课的改进意见等。对讲义上或指导教师提出的问题认真思考，积极作答。

8. 结论

要准确、严谨、客观地从实验结果中归纳出一般性、概括性的判断。

9. 参考文献

列出实验中用到的参考资料。

（崔方）

实验一　葡萄糖的鉴别及一般杂质检查

一、目的与要求

1.掌握葡萄糖的常用鉴别方法和原理。

2.掌握葡萄糖中氯化物、硫酸盐、铁盐、重金属、砷盐等一般杂质检查的基本原理、操作方法和杂质限量计算方法。

3.了解药品鉴别、检查的目的和意义。

二、实验原理

葡萄糖为 D-(+)-吡喃葡萄糖一水合物。本品为无色结晶或白色结晶性或颗粒性粉末；无臭，味甜。葡萄糖在水中易溶，在乙醇中微溶。葡萄糖的化学结构式见图1-1。

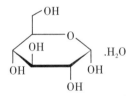

化学式：$C_6H_{12}O_6 \cdot H_2O$；相对分子质量：198.17

图1-1　葡萄糖的化学结构式

（一）葡萄糖的鉴别反应

在加热情况下，碱性酒石酸铜试液与还原糖反应生成红色的氧化亚铜沉淀。葡萄糖与碱性酒石酸铜试液的反应方程式见图1-2。

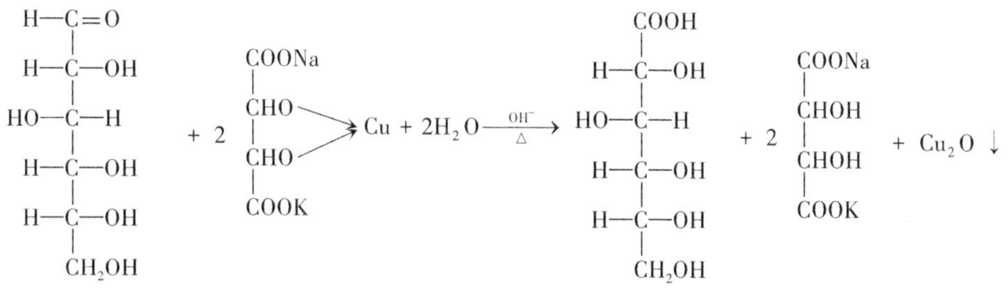

图1-2 葡萄糖与碱性酒石酸铜试液的反应方程式

（二）一般杂质检查

1. 氯化物的检查

药物中微量氯化物在硝酸酸性条件下与硝酸银反应，生成氯化银胶体微粒的白色浑浊，与一定量的标准氯化钠溶液在相同条件下生成的氯化银浑浊进行浊度比较，判定供试品中氯化物是否符合限量规定。氯化物检查的反应方程式见图1-3。

$$Cl^- + Ag^+ \xrightarrow{\ H^+\ } AgCl \downarrow (白)$$

图1-3 氯化物检查的反应方程式

2. 硫酸盐的检查

药物中微量硫酸盐在稀盐酸酸性条件下与氯化钡反应，生成硫酸钡微粒的白色浑浊，与一定量标准硫酸钾溶液在相同条件下生成的硫酸钡浑浊进行浊度比较，判断供试品中硫酸盐是否符合限量规定。硫酸盐检查的反应方程式见图1-4。

$$SO_4^{2-} + Ba^{2+} \xrightarrow{\ H^+\ } BaSO_4 \downarrow (白)$$

图1-4 硫酸盐检查的反应方程式

3. 铁盐的检查

三价铁盐在盐酸酸性溶液中与硫氰酸盐作用生成红色可溶性的硫氰酸铁配离子，与一定量标准铁溶液用同法处理后所呈颜色比较，判断供试品中铁盐是否超过限量规定。铁盐检查的反应方程式见图1-5。

$$Fe^{3+} + 6SCN^- \xrightarrow{\ H^+\ } \left[Fe(SCN)_6 \right]^{3-} (红色)$$

图1-5 铁盐检查的反应方程式

4. 重金属的检查

重金属是指在弱酸性（pH 3.0～3.5）溶液中能与硫代乙酰胺作用或在碱性溶液中与硫化钠作用显色的金属杂质，如银、铅、汞、铜、镉、铋、锑、锡、砷、锌、钴、镍等。因在药品生产过程中遇到铅的机会较多，且铅易积蓄中毒，故各国药典中重金属检查时，均以铅为代表，以铅的限量表示重金属限度。

硫代乙酰胺在弱酸性（pH 3.5）条件下水解，产生硫化氢，与重金属离子作用生成黄色到棕黑色的硫化物混悬液，与一定量标准铅溶液经同法处理后所呈颜色比较，判断供试品中重金属是否符合限量规定。重金属检查的反应方程式见图1-6。

$$CH_3CSNH_2 + H_2O \xrightarrow{\text{pH3.5}} CH_3CONH_2 + H_2S$$

$$Pb^{2+} + H_2S \xrightarrow{\text{pH3.5}} PbS \downarrow + 2H^+$$

图1-6　重金属检查的反应方程式

5. 砷盐的检查

《中国药典》（2020年版）（ChP2020）主要采用古蔡氏法检查砷盐。原理是利用金属锌与酸作用产生新生态的氢，与药物中微量砷盐作用生成具有挥发性的砷化氢，遇溴化汞试纸，产生黄色至棕色的砷斑，与一定量标准砷溶液所生成的砷斑比较，判断供试品中砷盐是否符合限量规定。古蔡氏法检查砷盐的反应方程式见图1-7。

$$As^{3+} + 3Zn + 3H^+ \longrightarrow AsH_3 \uparrow + 3Zn^{2+}$$

$$AsO_3^{3-} + 3Zn + 9H^+ \longrightarrow AsH_3 \uparrow + 3Zn^{2+} + 3H_2O$$

$$AsH_3 + 3HgBr_2 \longrightarrow 3HBr + As(HgBr)_3 (黄色)$$

$$AsH_3 + 2As(HgBr)_3 \longrightarrow 3AsH + (HgBr)_2 (棕色)$$

$$AsH_3 + As(HgBr)_3 \longrightarrow 3HBr + As_2Hg_3 (棕黑色)$$

图1-7　古蔡氏法检查砷盐的反应方程式

三、仪器与试药

1. 仪器

分析天平；50 mL纳氏比色管，测砷瓶

2.试药

葡萄糖（药用）；标准氯化钠溶液，标准硫酸钾溶液，标准铁溶液，标准铅溶液，标准砷溶液，碱性酒石酸铜试液，酚酞指示液，氢氧化钠滴定液（0.02 mol/L），硝酸银试液，25%氯化钡溶液，碘试液，硫氰酸铵溶液（30→100），醋酸盐缓冲液（pH 3.5），硫代乙酰胺试液，溴化钾溴试液，碘化钾试液，20目无砷锌粒，酸性氯化亚锡试液，醋酸铅棉花，溴化汞试纸，乙醇，稀硝酸，稀盐酸，稀硫酸，硝酸，盐酸

四、实验步骤

（一）葡萄糖的鉴别

取本品约0.2 g，加水5 mL溶解后，缓缓滴入温热的碱性酒石酸铜试液（临用前配制）中，即生成氧化亚铜的红色沉淀。

（二）葡萄糖中一般杂质的检查

1.酸度

取本品2.0 g，加水20 mL溶解后，加酚酞指示液3滴与氢氧化钠滴定液（0.02 mol/L）0.20 mL，应显粉红色。

2.乙醇溶液的澄清度

取本品1.0 g，加乙醇20 mL，置水浴上加热回流约40 min，溶液应澄清。

3.氯化物

取本品0.60 g，加水溶解使成25 mL（溶液如显碱性，可滴加硝酸使成中性），再加稀硝酸10 mL（溶液如不澄清，应过滤），置于50 mL纳氏比色管中，加水使成约40 mL，摇匀，即得供试品溶液。另取标准氯化钠溶液（10 μg Cl⁻/mL）6.0 mL，置于50 mL纳氏比色管中，加稀硝酸10 mL，加水使成约40 mL，摇匀，即得对照溶液。于供试品溶液与对照溶液中，分别加入硝酸银试液1.0 mL，用水稀释使成50 mL，摇匀，在暗处放置5 min，同置黑色背景上，从比色管上方向下观察、比较，供试品溶液不得比对照溶液更浓（0.01%）。

葡萄糖的氯化物检查

扫一扫，观看操作视频

4.硫酸盐

取本品2.0 g，加水溶解使成约40 mL（溶液如显碱性，可滴加盐酸使成中

性）；溶液如不澄清，应过滤；置于 50 mL 纳氏比色管中，加稀盐酸 2 mL，摇匀，即得供试品溶液。另取标准硫酸钾溶液（100 μg SO$_4^{2-}$/mL）2.0 mL，置于 50 mL 纳氏比色管中，加水使成约 40 mL，加稀盐酸 2 mL，摇匀，即得对照溶液。于供试品溶液与对照溶液中，分别加入 25% 氯化钡溶液 5 mL，用水稀释使成 50 mL，充分摇匀，放置 10 min，同置黑色背景上，从比色管上方向下观察、比较，供试品溶液不得比对照溶液更浓（0.01%）。

葡萄糖的硫酸盐检查

扫一扫，观看操作视频

5. 亚硫酸盐与可溶性淀粉

取本品 1.0 g，加水 10 mL 溶解后，加碘试液 1 滴，应立即显黄色。

6. 铁盐

取本品 2.0 g，加水 20 mL 溶解后，加硝酸 3 滴，缓慢煮沸 5 min，放冷，移置 50 mL 纳氏比色管中，加水稀释使成 45 mL，加硫氰酸铵溶液（30→100）3.0 mL，摇匀，如显色，与标准铁溶液（10 μg Fe^{3+}/mL）2.0 mL 用同一方法制成的对照液比较，不得更深（0.001%）。

7. 重金属

葡萄糖的重金属检查

扫一扫，观看操作视频

精密量取标准铅溶液（10 μg Pb^{2+}/mL）2.0 mL 置于纳氏比色管中，加醋酸盐缓冲液（pH 3.5）2 mL，加水使成 25 mL，作为甲管。取本品 4.0 g，置于纳氏比色管中，加水 20 mL 溶解后，加醋酸盐缓冲液（pH 3.5）2 mL，加水使成 25 mL，作为乙管。取本品 4.0 g，置于纳氏比色管中，加水 20 mL 溶解后，精密加入标准铅溶液（10 μg Pb^{2+}/mL）2.0 mL，加醋酸盐缓冲液（pH 3.5）2 mL，加水使成 25 mL，作为丙管。甲、乙、丙三管中分别加硫代乙酰胺试液（临用前配制）各 2 mL，摇匀，在暗处放置 2 min，同置白色背景上，从比色管上方向下观察，比较三管中显示的颜色，当丙管中显出的颜色不浅于甲管时，乙管中显出的颜色与甲管比较，不得更深（含重金属不得超过百万分之五）。若丙管中显出的颜色浅于甲管，应取样按炽灼后的硫代乙酰胺法重新检查。

8. 砷盐

取本品 2.0 g，置于测砷瓶中，加水 5 mL 溶解后，加稀硫酸 5 mL 与溴化钾溴试液 0.5 mL，置于水浴中加热约 20 min，使保持稍过量的溴存在，必要时，再补充溴化钾溴试液适量，并随时补充蒸散的水分，放冷，加盐酸 5 mL 与水适量使成 28 mL，加碘化钾试液 5 mL 与酸性氯化亚锡试液 5 滴，在室温中放置 10 min 后，加锌粒 2 g，迅速将装妥的导气管（已装有醋酸铅棉花及溴

葡萄糖的砷盐检查

扫一扫，观看操作视频

化汞试纸）塞紧，并将测砷瓶置于25～40 ℃水浴中（视反应快慢情况而定，但不应超过40 ℃），反应45 min，取出溴化汞试纸，将生成的砷斑与标准砷溶液（1 μg As/mL）2 mL同法制成的标准砷斑比较，颜色不得更深（含砷量不得超过百万分之一）。

标准砷斑的制备：精密量取标准砷溶液（1 μgAs /mL）2 mL，置于另一测砷瓶中，加盐酸5 mL与蒸馏水21 mL，照上述方法，自"加碘化钾试液5 mL……"起依法操作，即得标准砷斑。

【注意事项】

1. 纳氏比色管的正确使用

比色或比浊操作，一般均在纳氏比色管中进行。因此在选用比色管时，所用纳氏比色管的规格（玻璃的颜色，长短、内径）必须一致，管上的刻度均匀，如有差别，不得大于2 mm。比色管不是试管，不能加热，且比色管管壁较薄，要轻拿轻放。纳氏比色管用后应立即冲洗，洗涤时避免用毛刷或去污粉等洗刷，以免磨伤管壁影响透光度。采用旋摇的方法使比色管中溶液混合均匀。

2. 平行操作原则

进行比色、比浊检查时，样品溶液与对照溶液的实验条件应尽可能一致，严格按照操作步骤平行操作，按规定顺序加入试剂。

3. 碱性酒石酸铜试液由硫酸铜溶液（甲液）和碱性酒石酸钾钠溶液（乙液）临用时等体积混合而成。

4. 硫代乙酰胺试液由甲液和乙液临用时按1∶5混合，置于水浴上加热20 s，冷却，立即使用。

5. 铁盐检查中，加硝酸煮沸时，应注意防止暴沸，必要时补充适量蒸馏水。

6. 砷斑遇光、热、湿气即变浅或褪色，因此，砷斑制成后应立即观察比较。

7. 溴化钾溴试液有毒、具有强挥发性和强腐蚀性，注意做好防护，规范操作。

五、思考题

1. 比色、比浊操作应遵循的基本原则是什么？

2. 计算葡萄糖中重金属检查时标准铅溶液（10 μg Pb²⁺/mL）的取用量。

3.古蔡氏法检查砷盐，能适用于所有的药物吗？为什么？

六、参考文献

［1］国家药典委员会.中华人民共和国药典（2020年版）［M］.北京：中国医药科技出版社，2020.

［2］董钰明.药物分析学［M］.北京：清华大学出版社，2018.

【小贴士】

纳氏比色管

纳氏比色管是比色管的一种，又称奈斯勒比色管，英文为Nessler glasses tube。纳氏比色管管壁比普通试管薄，透明度高，不能加热，常见规格有10 mL、25 mL、50 mL等。

（刘晖）

实验二　葡萄糖注射液中葡萄糖的含量测定

一、目的与要求

1. 掌握旋光法和折光法测定葡萄糖注射液中葡萄糖含量的基本原理和操作方法。

2. 掌握化学药物制剂含量的计算方法。

二、实验原理

葡萄糖注射液为葡萄糖或无水葡萄糖的灭菌水溶液。本品为无色或几乎无色的澄明液体。葡萄糖（$C_6H_{12}O_6 \cdot H_2O$）（结构式见图 1-1）含量应为标示量的 95.0%～105.0%。

（一）旋光法

平面偏振光通过含有光学活性物质的溶液时，能引起旋光现象，使偏振光的振动平面向左或向右旋转。这种使偏振光的振动平面旋转的性质叫作旋光性，具有旋光性的物质称为旋光性物质。偏振光振动平面旋转的度数称为旋光度，用 α 表示。旋光度有右旋、左旋之分，使偏振光向右旋转者（顺时针方向）为"右旋"，用符号"+"表示；使偏振光向左旋转者（逆时针方向）为"左旋"，用符号"-"表示，所以旋光性物质又分为右旋体和左旋体。

旋光仪是测定物质旋光度的仪器，主要由光源、起偏镜、样品管、检偏镜和刻度盘构成，其工作原理如图 2-1 所示。从单色光源（一般用钠光灯）发出的光线，通过聚光镜、滤色镜经起偏镜成为平面偏振光，在半波片（劳伦特石英片）处产生三分视场（图 2-2）或二分视场（图 2-3），通过检偏镜及物镜、目镜组可以观察三分视场（或二分视场）各部分的亮度变化情况。如图 2-2 所示，以三分视场为例，转动检偏镜，只有在零度时（旋光仪出厂前调整好）视场中三部分亮度一致（图2-2a）。当放进装有被测溶液的测定管后由于溶液具有旋光性，使平面偏振光旋转了一个角度，零度视场便发生了变化（图2-2b或2-2c）。转动检偏镜一定角度，能再次出现亮度一致的视场（图2-2a）。这个转角就是样品的旋光度，它的数值可通过放大镜从刻度盘上读出。旋光仪采用双游标读数，以消除刻度盘偏心差。

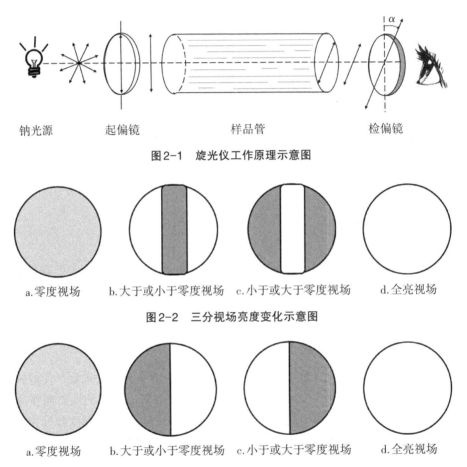

| 钠光源 | 起偏镜 | 样品管 | 检偏镜 |

图2-1　旋光仪工作原理示意图

a.零度视场　　　b.大于或小于零度视场　　c.小于或大于零度视场　　d.全亮视场

图2-2　三分视场亮度变化示意图

a.零度视场　　　b.大于或小于零度视场　　c.小于或大于零度视场　　d.全亮视场

图2-3　二分视场亮度变化示意图

旋光度的大小取决于该物质的分子结构，并与测定时溶液的浓度、偏振光通过溶液的厚度（即测定管的长度）、测定温度、所用光源波长、所用溶剂等因素有关。葡萄糖具有旋光性，因此可用旋光法测定葡萄糖注射液中葡萄糖的含量。25 ℃时，葡萄糖的比旋度$[\alpha]_D^{25}$为+52.6°～+53.2°，根据旋光度α与浓度c的比例关系可进行含量测定（公式2-1和2-2）：

$$\left[\alpha\right]_{\mathrm{D}}^{25} = \frac{100\alpha}{lc} \tag{2-1}$$

式中：l为测定管长度（dm）；

c为100 mL溶液中含有被测物质的质量（g，按干燥品或无水物计算）。

因此：

$$c = \frac{100\alpha}{\left[\alpha\right]_{\mathrm{D}}^{25}\cdot l} \tag{2-2}$$

（二）折光法

光线自一种透明介质进入另一种透明介质时，由于两种介质的密度不同，光线在两种介质中的传播速度不同，它的传播方向发生改变，使光线在两种介质的平滑界面上发生折射。根据折射定律，折光率是光线入射角正弦与折射角正弦的比值（公式2-3），即：

$$n = \frac{\sin i}{\sin r} \tag{2-3}$$

式中：n为折光率；

$\sin i$为光线的入射角的正弦；

$\sin r$为光线的折射角的正弦。

折光率与光线所经过的物质性质有关，并与测定时的温度以及入射光线的波长有关，透光物质的温度升高，折光率变小，入射光线的波长越短，折光率就越大。在一定条件下，溶液的折光率（n）与同温度下溶剂的折光率（n_0）的差值即为溶质的折光率，其与被测物的浓度成正比。根据折光因数（F）值，可求得物质的浓度（公式2-4）。

$$c_{\text{样}}(\%) = \frac{n - n_0}{F} \tag{2-4}$$

F是由药物对照品经实验测得的，在一定浓度范围内是一常数，其物理意义为溶液浓度每增加1%时的折光率增加值。

药物分析检测中，折光率一般使用阿贝（Abbe）折光仪进行测定。折光仪是基于测定临界角这一原理来设计的。当光线从光疏介质进入光密介质，它的入射角接近或等于90°时，折射角就达到最高限度，此时的折射角称为临界角r_c，此时折光率应为公式2-5所示：

$$n = \frac{\sin i}{\sin r} = \frac{\sin 90°}{\sin r_c} = \frac{1}{\sin r_c} \tag{2-5}$$

因此，只要测定了临界角，即可计算出折光率。阿贝折光仪主要由两个折射棱镜、色散棱镜、观测镜筒和刻度盘等组成。在仪器的两个折射棱镜中间放入液体样品，当光线从液层以90°射入棱镜时，其折射角为临界角，由于临界光线的缘故而产生了受光照射与不受光照射的地方，因而在观测镜筒内的视野中出现明、暗区域，将明、暗交界面恰好调至镜筒视野内的十字形交叉处（如图2-4所示），此时在仪器上即显示为样品的折光率。

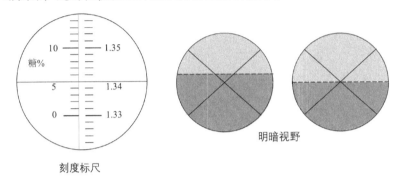

刻度标尺　　　　　　　　　　　　　　　　明暗视野

图2-4　折光仪视野镜与读数标尺示意图

三、仪器与试药

1.仪器

圆盘旋光仪，阿贝折光仪，分析天平

2.试药

葡萄糖注射液（100 mL：5g）

四、实验步骤

（一）旋光法测定葡萄糖注射液中葡萄糖的含量

旋光仪的使用

扫一扫，观看操作视频

按照旋光度测定法（附录二）在25 ℃测定葡萄糖注射液的旋光度。取出旋光仪的测定管，用供试品溶液冲洗数次，缓缓注入供试品溶液适量（注意勿使测定管中有气泡），置于旋光仪中，缓缓旋转检偏镜检视，寻找较暗照度下亮度一致的零度视场，读取刻度盘上的度数，即得供试品溶液的旋光度。同法读取旋光度3次，取3次的平均值。并按同法测蒸馏水，取该读数为空白校正。按公式2-6和2-7计算葡萄糖（$C_6H_{12}O_6 \cdot H_2O$）注射液中葡萄糖的含量：

$$c = \frac{100\alpha}{[\alpha]_D^{25} \times l} \tag{2-6}$$

$$相当于标示量的百分含量(\%) = \frac{\alpha \times 2.0852}{标示量} \times 100\% \tag{2-7}$$

式中：$[\alpha]_D^{25}$ 为葡萄糖 25 ℃时的比旋度，以 52.75°计；

l 为测定管的长度（1 dm），如使用其他管长，应进行换算；

c 为 100 mL 溶液中含有被测物质的质量（g，按干燥品或无水物计算）。

【注意事项】

1. 钠光灯启动后至少 20 min 后再进行测定。钠光灯使用时间不宜超过 2 h，在连续使用时，不宜经常开、关，以免影响寿命。当关熄钠光灯后，如需再次使用，应等钠光灯冷却后再开。

2. 因温度对比旋度测定结果有影响，配制溶液及测定时，均应调节温度至 25 ℃±0.5 ℃。

3. 测定管装入溶液时应避免产生气泡，如有气泡，应使其浮于凸颈处。供试液与空白溶剂应用同一测定管，每次测定应保持测定管方向、位置不变。

4. 测定管两端的圆玻片为光学玻璃，测定前必须小心地用软纸擦拭，以防磨损。测定后，必须立即清洗，避免两头衬垫的橡皮圈因接触溶液而发黏。

5. 旋光仪的各镜面应保持清洁，防止灰尘、油污沾染，用毕后应将旋光仪用布套套上。

（二）折光法测定葡萄糖注射液中葡萄糖的含量

按照折光率测定法（附录三）测定葡萄糖注射液的折光率。将折光仪置于光线充足的平台上，但不可受日光直射，装上温度计，置于 20 ℃恒温室中或水浴中至少 30 min 以保持稳定温度。然后使折射棱镜上透光处朝向光源，将镜筒拉向观察者，使成一适当倾斜度，对准反射镜，使视野内光线最明亮。分开上、下折射棱镜，用擦镜纸将镜面轻轻地拂拭清洁后（或用擦镜纸蘸取中性乙醚轻拭镜面，待乙醚挥干），用玻璃棒或滴管在下棱镜中央滴

折光仪的使用

扫一扫，观看操作视频

加供试品溶液 1~2 滴，闭合上、下棱镜，转动色散调节手轮，使视野内彩虹消失，并有清晰的明暗分界线。转动刻度手轮，使视野的明、暗分界线准确位于十字交叉处，记录刻度尺上的读数。重复观察及读数 3 次，读数间的差值不应大于 0.0003，取 3 次读数的平均值，即为供试品溶液的折光率。

测定前，折光仪读数应用校正用棱镜或水进行校正（水的折光率20 °C时为1.3330，25 °C时为1.3325，40 °C时为1.3305）。

按公式2-8计算葡萄糖注射液中葡萄糖的含量：

$$相当于标示量的百分含量(\%) = \frac{n - n_0}{F \times 标示量} \times \frac{198.17}{180.16} \times 100\% \qquad (2\text{-}8)$$

式中：n 为供试品溶液的折光率；

n_0 为同温度时溶剂的折光率；

F 为折光因数，20 °C葡萄糖的折光因数为0.00143。

【注意事项】

1. 折光率受温度影响大，测定时应注意保持温度的恒定。

2. 注意玻璃棒或滴管尖端切勿触及棱镜，以免造成棱镜划痕。

3. 供试品溶液加入量要适中，使其在棱镜上生成一均匀的薄层，过多，会流出棱镜外部；过少，则使视野模糊不清。同时勿使气泡进入样品，以免气泡影响折光率。

4. 测定结束后，旋开棱镜，用滤纸把供试品溶液吸干，用蒸馏水清洗棱镜面，晾干，放入仪器箱内，硅胶防潮。

五、思考题

旋光法测定葡萄糖注射液中葡萄糖含量时，计算公式中2.0852是如何推导出的？

六、参考文献

[1] 国家药典委员会.中华人民共和国药典（2020年版）［M］.北京：中国医药科技出版社，2020.

[2] 董钰明.药物分析学［M］.北京：清华大学出版社，2018.

（刘晖）

实验三 磺胺类药物的鉴别及含量测定

一、目的与要求

1. 掌握磺胺类药物的共性与特性，正确鉴别本类药物。
2. 掌握亚硝酸钠法测定磺胺类药物含量的原理、方法及注意事项。

二、实验原理

磺胺类药物的母体为对氨基苯磺酰胺，将磺酰胺基的氮原子称为N_1，芳伯氨基的氮原子称为N_4。磺胺类药物的基本结构见图3-1。

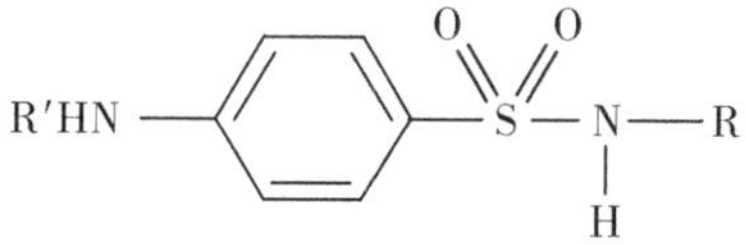

图3-1 磺胺类药物的基本结构

N_4上的取代基R′常为H，故多数磺胺类药物具有芳伯氨基，N_1上的取代基R不同，构成了不同的磺胺类药物。本实验中的磺胺类药物有磺胺嘧啶、磺胺甲噁唑、磺胺异噁唑、磺胺多辛、磺胺醋酰钠。待测磺胺类药物的化学结构式见图3-2。

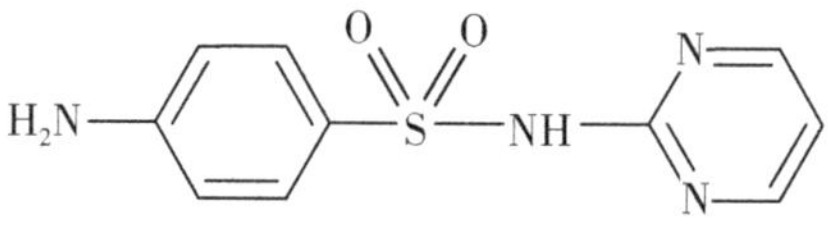

磺胺嘧啶化学式:$C_{10}H_{10}N_4O_2S$
相对分子质量:250.28

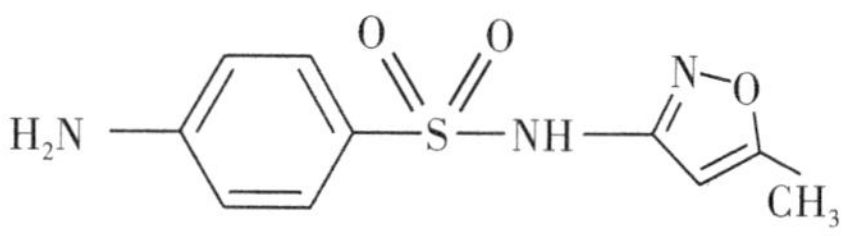

磺胺甲噁唑化学式:$C_{10}H_{11}N_3O_3S$
相对分子质量:253.28

图3-2 待测磺胺类药物的化学结构式

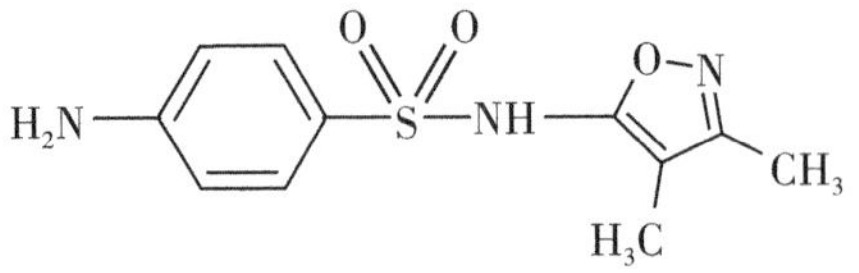

磺胺异噁唑化学式：$C_{11}H_{13}N_3O_3S$
相对分子质量：267.30

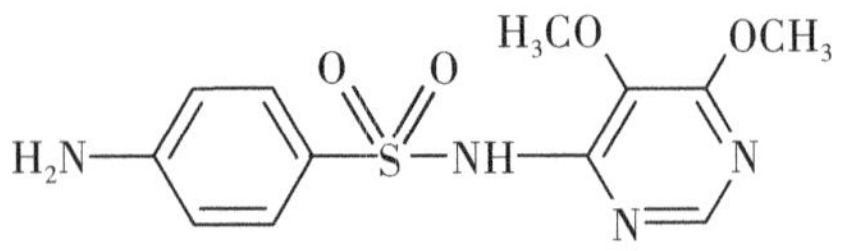

磺胺多辛化学式：$C_{12}H_{14}N_4O_4S$
相对分子质量：310.33

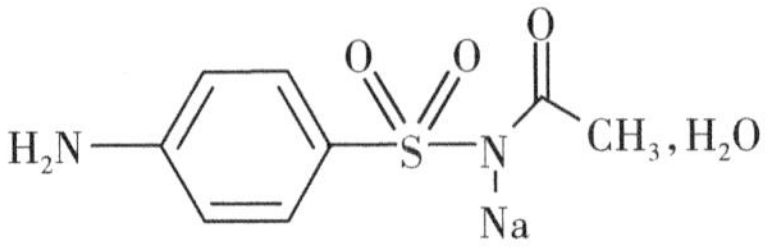

磺胺醋酰钠化学式：$C_8H_{10}N_2NaO_4S \cdot H_2O$
相对分子质量：254.24

续图3-2　待测磺胺类药物的化学结构式

（一）磺胺类药物的鉴别反应

1. 芳香第一胺反应

磺胺类药物一般含有游离的芳伯胺基，可发生重氮化-偶合反应。在酸性溶液中与亚硝酸钠作用生成重氮盐，重氮盐与碱性β-萘酚偶合，生成橙黄色至猩红色的偶氮化合物沉淀。反应方程式见图3-3。

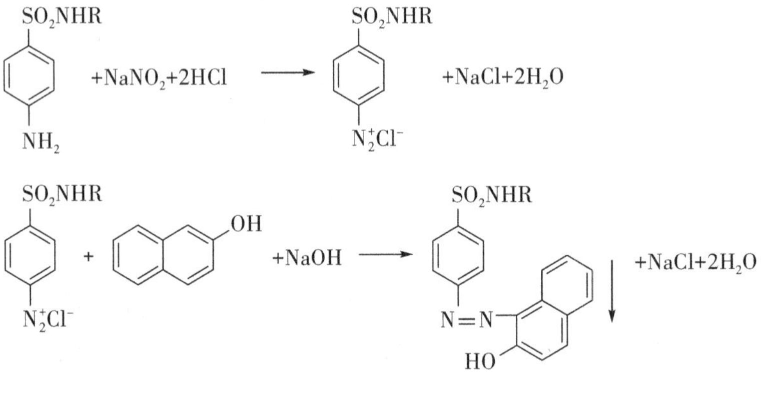

图3-3　磺胺类药物的芳香第一胺反应方程式

2. 苯环的卤代反应

磺胺类药物分子结构中的苯环，因受芳伯胺基的影响，在酸性条件下可发生卤代反应，如发生溴代反应，生成白色或黄白色溴化物沉淀。磺胺嘧啶的溴代反应方程式见图3-4。

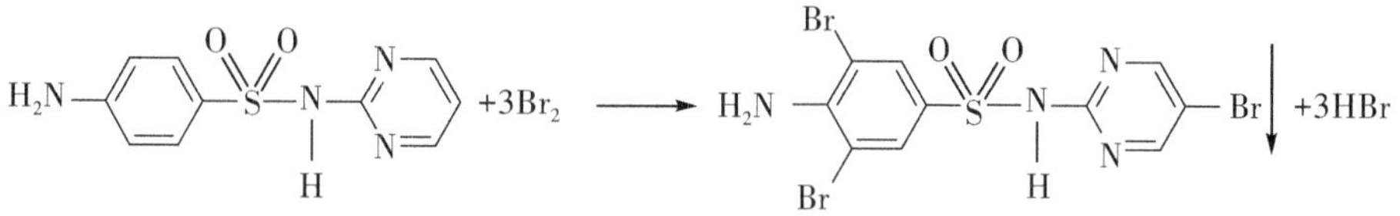

图3-4 磺胺嘧啶的溴代反应方程式

3. 磺酰胺基的金属离子取代反应

磺胺类药物在碱性溶液中可生成盐，这些盐可与金属离子（如铜、银、钴等离子）反应生成金属取代物的沉淀。常用的金属盐为硫酸铜，铜盐沉淀的颜色随 N_1 上取代基的不同而异，有的还伴有颜色变化过程。反应方程式见图3-5。

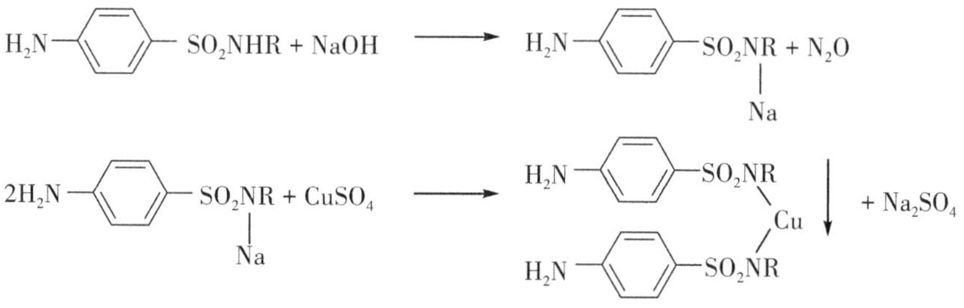

图3-5 磺胺类药物的铜盐反应方程式

（二）磺胺类药物的含量测定

磺胺类药物多具有游离的芳伯胺基，因此本类药物的多数原料药采用亚硝酸钠滴定法测定含量。磺胺类药物在酸性溶液中与 $NaNO_2$ 定量地发生重氮化反应，生成重氮盐。其化学反应方程式见图3-6。

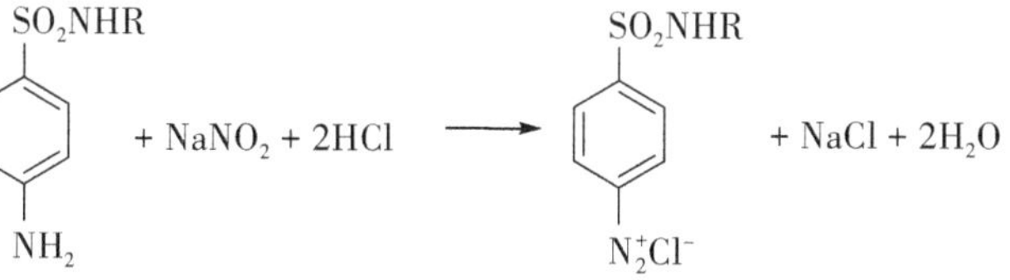

图3-6 磺胺类药物的重氮化反应方程式

基于重氮化反应，可用 $NaNO_2$ 滴定磺胺类药物，采用永停滴定法指示终点。永停滴定装置如图3-7所示。永停滴定法采用两支相同的铂电极，电极间加一低电压并串联一个灵敏电流计。未到滴定终点时，溶液中仅有很小或无电流通过，电流计指针停在零位置。到达滴定终点后，$NaNO_2$ 滴定液稍有过量，则溶液中微量的HNO_2及其分解产物NO在两个铂电极上发生氧化还原反应，使溶液中有电流通过，并使电流计指针突然偏转，并不再回复，即为滴定终点。

电极反应为：

阳极：$NO + 2H_2O \rightarrow HNO_2 + H^+ + e^-$

阴极：$HNO_2 + H^+ + e^- \rightarrow NO + 2H_2O$

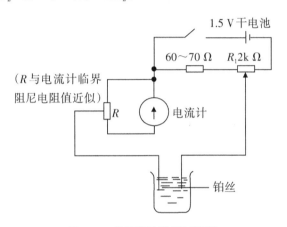

图3-7　永停滴定装置示意图

三、仪器与试药

1.仪器

永停滴定仪，分析天平

2.试药

磺胺嘧啶、磺胺甲噁唑、磺胺异噁唑、磺胺多辛、磺胺醋酰钠；0.1 mol/L亚硝酸钠溶液，1 mol/L脲溶液，碱性β-萘酚试液，溴水，硫酸铜试液，亚硝酸钠滴定液（0.1 mol/L），溴化钾，稀盐酸，盐酸（1→2）

四、实验步骤

（一）磺胺类药物的鉴别

1.芳香第一胺反应

取供试品约50 mg，加稀盐酸1 mL，必要时缓缓煮沸使溶解，放冷，加

0.1 mol/L亚硝酸钠溶液数滴，加与0.1 mol/L亚硝酸钠溶液等体积的1 mol/L脲溶液，振摇1 min，滴加碱性β-萘酚试液数滴，振摇后观察现象。

2. 苯环的溴代反应

取供试品约20 mg，溶于稀盐酸中，加溴水1～2滴，观察反应现象。

3. 磺酰胺基的铜盐反应

取供试品约0.1 g，加水与0.4%氢氧化钠溶液各3 mL（磺胺醋酰钠，仅加水3 mL），振摇使溶解，过滤，取滤液，加硫酸铜试液1滴，观察生成沉淀的颜色，振摇，放置，观察颜色的变化。

（二）磺胺嘧啶的含量测定

永停滴定仪的使用

取磺胺嘧啶约0.5 g，精密称定，置于烧杯中，加水40 mL与盐酸（1→2）15 mL，置电磁搅拌器上搅拌使溶解，加溴化钾2 g，待溶解后，插入活化好的铂-铂电极，将滴定管的尖端插入液面下约2/3处。接通永停滴定装置，按照永停滴定法（附录四），用亚硝酸钠滴定液（0.1 mol/L）滴定。每1 mL亚硝酸钠滴定液（0.1 mol/L）相当于25.03 mg的$C_{10}H_{10}N_4O_2S$。

扫一扫，观看操作视频

【注意事项】

1. 铂电极在使用前用加有少量三氯化铁的硝酸或用铬酸洗液浸洗进行活化，并用蒸馏水冲洗。
2. 滴定前，要确保永停滴定装置整个管路系统中无气泡。
3. 滴定时铂电极应处于溶液漩涡的下方位置，便于滴定液迅速分散均匀。
4. 滴定时电磁搅拌的速度不宜过快，以不产生空气漩涡为宜。
5. 每次滴定结束后，应用蒸馏水冲洗电极。

六、思考题

1. 影响重氮化反应速度的因素有哪些？
2. 若不具备永停滴定仪，还可采用哪些方法指示终点？

七、参考文献

［1］国家药典委员会.中华人民共和国药典（2020年版）［M］.北京：中

国医药科技出版社，2020.

　　[2] 董钰明. 药物分析学 [M]. 北京：清华大学出版社，2018.

【小贴士】

ZYT-2型自动永停滴定仪的基本操作

　　打开电源开关，三通转换阀置吸液位（阀体调节帽顺时针方向旋到底，吸液指示灯亮），按"吸液"键，泵管活塞下移，滴定液被吸入泵体，下移到极限位时自动停止，再转三通阀到注液位（逆时针方向旋到底，注液指示灯亮），按"注液"键，泵管活塞上移，先赶走泵体内的气泡，活塞上移到上限位时自动停止，随后再在吸液位按"吸液"键。如此反复两三次就可以赶走泵体和管道中的所有气泡，同时在整个液路中充满滴定液。

　　把电极和滴定管下移，浸入滴定杯中，三通阀转换至注液位，调节门限值电位器及灵敏度达《中国药典》相应要求（10^{-9}A对应-50 mV，10^{-8}A对应-100 mV）。

　　杯中放入磁子，打开搅拌开关，调节搅拌使搅拌速度适中。

　　三通阀转换至注液位，按"滴定开始"键，仪器开始自动滴定，先慢滴，后快滴，仪器出现假终点后指针返回门限值以下后又开始慢滴后快滴，反复多次，直到终点指针不再返回。约1 min20 s后，终点指示灯亮，同时蜂鸣器响，说明滴定结束，此时数字显示器显示的数字就是实际消耗的滴定液量（mL）。

（刘晖）

实验四　HPLC法测定盐酸普鲁卡因注射液含量及检查有关物质

一、目的与要求

1. 掌握HPLC法用于盐酸普鲁卡因注射液有关物质限量检查的原理和方法。
2. 掌握HPLC仪器的工作原理、组成构件和操作方法。
3. 了解HPLC法在药物鉴别、检查和含量测定中的应用。

二、实验原理

盐酸普鲁卡因注射液为盐酸普鲁卡因加氯化钠适量使成等渗的灭菌水溶液。本品为无色的澄明液体。含盐酸普鲁卡因（$C_{13}H_{20}N_2O_2 \cdot HCl$）（结构式见图4-1）应为标示量的95.0%～105.0%。

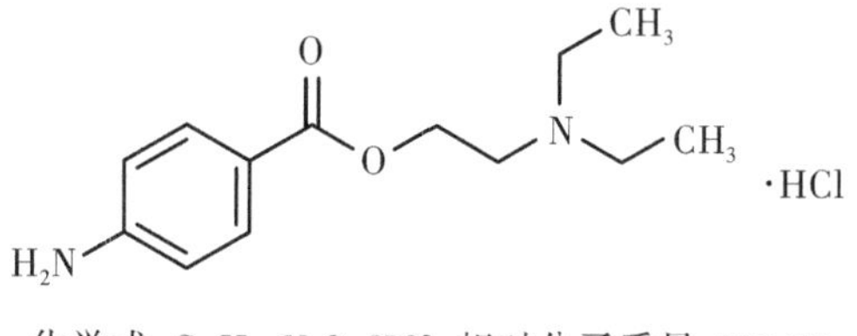

化学式：$C_{13}H_{20}N_2O_2 \cdot HCl$；相对分子质量：272.77

图4-1　盐酸普鲁卡因的化学结构式

盐酸普鲁卡因分子结构中有酯键，可发生水解反应。特别是在注射液制备过程中受灭菌温度、时间、溶液pH以及贮藏过程中贮藏时间、光线和金属离子等因素的影响，易发生水解反应生成对氨基苯甲酸类的杂质。其中对氨基苯甲酸随贮藏时间的延长或受热，可进一步脱羧转化为苯胺，而苯胺又可被氧化为有色物（化学变化反应式见图4-2），使注射液变黄，不仅疗效下降，而且毒性增加。ChP2020规定盐酸普鲁卡因注射液需要检查对氨基苯甲酸。

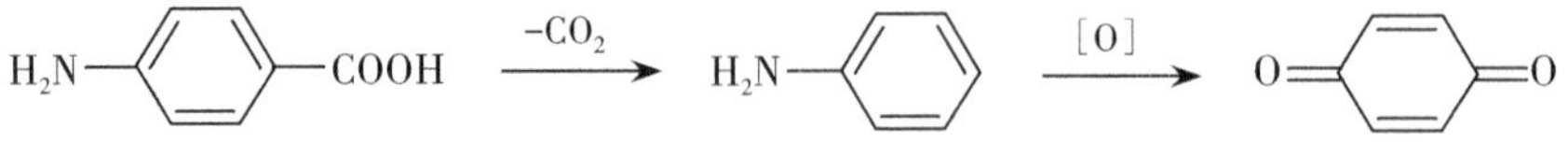

$$H_2N-\langle\!\!\langle\ \rangle\!\!\rangle-COOH \xrightarrow{-CO_2} H_2N-\langle\!\!\langle\ \rangle\!\!\rangle \xrightarrow{[O]} O=\langle\!\!\langle\ \rangle\!\!\rangle=O$$

图4-2 盐酸普鲁卡因中杂质对氨基苯甲酸的化学变化反应式

高效液相色谱法（high performance liquid chromatography, HPLC）是采用高压输液泵将流动相泵入装有填充剂的色谱柱，对供试品进行分离测定的色谱方法。供试品注入后，由流动相带入色谱柱内，由于供试品中各组分的极性或吸附性质的不同，各组分在色谱柱内被分离，从而先后流出色谱柱进入检测器，由数据处理系统记录和处理色谱信号。高效液相色谱仪由高压输液泵、进样器、色谱柱、检测器和数据处理系统组成（如图4-3所示）。HPLC分离效能好、专属性强、检测灵敏度高，在各国药典杂质检查和含量测定中的应用日益增多。ChP2020采用HPLC对盐酸普鲁卡因注射液进行有关物质检查和含量测定。

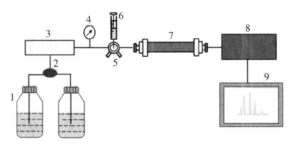

1.贮液瓶　2.混合室　3.高压泵　4.压力表　5.六通阀
6.进样针　7.色谱柱　8.检测器　9.数据处理系统

图4-3 高效液相色谱仪的基本组成构件

三、仪器与试药

1.仪器

高效液相色谱仪，酸度计，分析天平

2.试药

盐酸普鲁卡因注射液；对氨基苯甲酸对照品，盐酸普鲁卡因对照品；庚烷磺酸钠，磷酸二氢钾，磷酸，甲醇，超纯水

四、实验步骤

（一）有关物质检查

1. 供试品溶液的制备

精密量取本品适量，用水定量稀释制成每 1 mL 中约含盐酸普鲁卡因 0.2 mg 的溶液，作为供试品溶液。

2. 对照溶液的制备

精密量取供试品溶液 1 mL，置于 100 mL 量瓶中，用水稀释至刻度，摇匀，作为对照溶液。

3. 对照品溶液的制备

取对氨基苯甲酸对照品适量，精密称定，加水溶解并定量稀释制成每 1 mL 中约含 2.4 μg 对氨基苯甲酸的溶液，作为对照品溶液。

4. 系统适用性溶液的制备

取供试品溶液 1 mL 与对照品溶液 9 mL，混匀，作为系统适用性溶液。

5. 测定

按照高效液相色谱法（附录七）试验，用十八烷基硅烷键合硅胶为填充剂；以含 0.1% 庚烷磺酸钠的 0.05 mol/L 磷酸二氢钾溶液（用磷酸调节 pH 值至 3.0）–甲醇（68∶32）为流动相；检测波长为 279 nm。取系统适用性溶液 10 μL，注入液相色谱仪，理论板数按对氨基苯甲酸峰计算不低于 2000，普鲁卡因峰和对氨基苯甲酸峰的分离度应大于 2.0。精密量取对照品溶液、对照溶液与供试品溶液各 10 μL，分别注入液相色谱仪，记录色谱图至主成分峰保留时间的

高效液相色谱仪的使用

扫一扫，观看操作视频

4 倍。供试品溶液色谱图中如有与对氨基苯甲酸峰保留时间一致的色谱峰，按外标法以峰面积计算，不得超过盐酸普鲁卡因标示量的 1.2%，其他杂质峰面积的和不得大于对照溶液的主峰面积（1.0%）。

（二）盐酸普鲁卡因注射液的含量测定

1. 供试品溶液的制备

精密量取本品适量，用水定量稀释制成每 1 mL 中含盐酸普鲁卡因 0.02 mg 的溶液，作为供试品溶液。

2. 对照品溶液的制备

取盐酸普鲁卡因对照品，精密称定，加水溶解并定量

高效液相色谱仪的使用

扫一扫，观看操作视频

稀释制成每 1 mL 中含盐酸普鲁卡因 0.02 mg 的溶液，作为对照品溶液。

3. 测定

按照高效液相色谱法（附录七）试验，用十八烷基硅烷键合硅胶为填充剂；以含 0.1% 庚烷磺酸钠的 0.05 mol/L 磷酸二氢钾溶液（用磷酸调节 pH 值至 3.0）–甲醇（68：32）为流动相；检测波长为 290 nm。理论板数按普鲁卡因峰计算不低于 2000，普鲁卡因峰和相邻杂质峰的分离度应符合要求。精密量取供试品溶液和对照品溶液各 10 μL，分别注入液相色谱仪，记录色谱图。按外标法以峰面积计算，即得。

【注意事项】

1. 流动相须经 0.45 μm 滤膜过滤，并超声脱气 10～20 min。

2. 所有的样品溶液注入 HPLC 仪器前，均须经 0.45 μm 滤膜过滤。

3. 由于流动相中使用了离子对试剂和无机盐，因此在操作上要注意以下几个方面：

（1）适当延长色谱柱系统的平衡时间。

（2）实验结束后，立即用低比例有机相（但应不低于 10%）的溶液冲洗色谱系统，再用甲醇冲洗。

（3）一经发现离子对试剂在色谱柱内产生了不可逆吸附，则需用甲醇冲洗色谱柱。

五、思考题

1. 为什么要检查盐酸普鲁卡因注射液中的对氨基苯甲酸？

2. 盐酸普鲁卡因注射液的杂质限量为多少？如何计算？

3. 流动相中加入庚烷磺酸钠的作用是什么？其分离机理是什么？

六、参考文献

［1］国家药典委员会.中华人民共和国药典（2020 年版）［M］.北京：中国医药科技出版社，2020.

［2］董钰明.药物分析学［M］.北京：清华大学出版社，2018.

［3］邹汉法，张玉奎，卢佩章.反相离子对色谱法及其应用［J］.色谱，1992，10（6）：329-333.

（董钰明）

实验五　巴比妥类药物的鉴别及含量测定

一、目的与要求

1. 掌握巴比妥类药物的鉴别方法与其结构的关系。
2. 掌握银量法测定巴比妥类药物含量的原理和方法。
3. 了解电位滴定法确定终点的方法。

二、实验原理

巴比妥类药物为环状酰脲类镇静催眠药，是巴比妥酸的衍生物，其基本结构见图5-1。

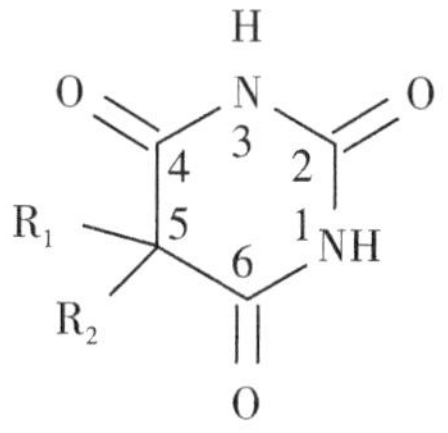

图5-1　巴比妥类药物的基本结构

巴比妥类药物的基本结构可分为两部分：一部分为母核巴比妥酸的环状丙二酰脲结构，此结构是巴比妥类药物的共同部分，决定巴比妥类药物的共性，可用于与其他类药物相区别。另一部分是取代基部分，即 R_1 和 R_2，根据取代基的不同，可以形成各种具体的巴比妥类药物，具有不同的理化性质，这些理化性质可用于各种巴比妥类药物之间的相互区别。本实验中的药物有巴比妥、苯巴比妥（化学结构式见图5-2）及其钠盐。

巴比妥化学式：$C_8H_{12}N_2O_3$
相对分子质量：184.19

苯巴比妥化学式：$C_{12}H_{12}N_2O_3$
相对分子质量：232.24

图5-2　待测药物的化学结构式

（一）巴比妥类药物的鉴别反应

1. 丙二酰脲反应

巴比妥类药物分子结构中含有丙二酰脲或酰亚胺基团，在合适 pH 的溶液中，可与某些重金属离子（如 Ag^+、Cu^{2+}、Co^{2+}、Hg^{2+}等）反应显色或产生有色沉淀。丙二酰脲反应是巴比妥类药物母核的反应，是本类药物共有的反应。

（1）银盐反应

巴比妥类药物在碳酸钠溶液中生成钠盐而溶解，再与硝酸银溶液反应，首先生成可溶性的一银盐，加入过量的硝酸银溶液，则生成难溶性的二银盐白色沉淀。反应方程式见图5-3。

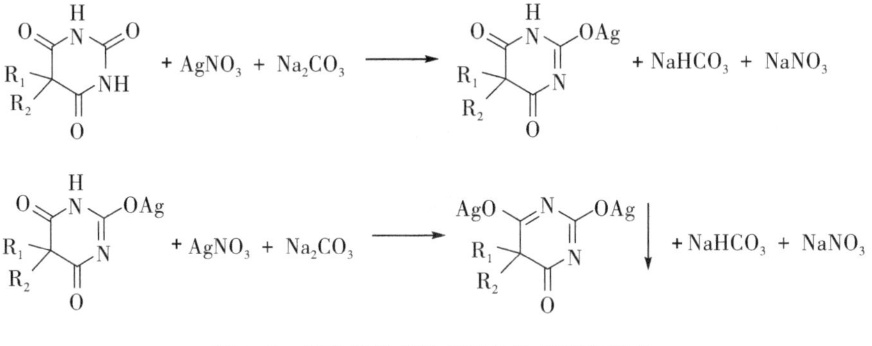

图5-3　巴比妥类药物与银盐的反应方程式

（2）铜盐反应

巴比妥类药物在吡啶溶液中生成的烯醇式异构体与铜吡啶试液反应，形成稳定的配位化合物，产生类似双缩脲的呈色反应。反应方程式见图5-4。

图5-4　巴比妥类药物与铜盐的反应方程式

2. 芳环取代基的反应

苯巴比妥可与硫酸-亚硝酸钠反应，生成橙黄色产物，并随即变为橙红色。本反应的原理可能为苯环上的亚硝基化反应，确切的反应机制尚不明了。

苯巴比妥与甲醛-硫酸反应，生成玫瑰红色产物。

以上两种鉴别反应收载于ChP2020，可用于区别苯巴比妥和其他无芳环取代的巴比妥类药物。

3. 显微结晶

巴比妥类药物可根据其本身或与某种试剂的反应产物的特殊晶型，进行同类或不同类药物的区别。巴比妥类药物钠盐的水溶液，置于载玻片上，在其液滴边缘加1滴稀硫酸，可立即析出游离巴比妥类药物的特征结晶。巴比妥为长方形，苯巴比妥在开始结晶时呈现球形，后变为花瓣状，如图5-5和图5-6所示。

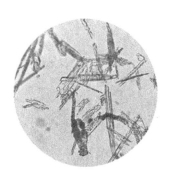
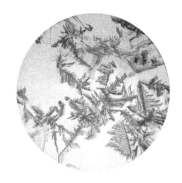

图5-5　巴比妥的显微结晶图　　　图5-6　苯巴比妥的显微结晶图

（二）巴比妥类药物的含量测定

根据巴比妥类药物在适当的碱性溶液中，与重金属离子反应定量形成盐的化学性质，可采用银量法进行本类药物及其制剂的含量测定。在用硝酸银滴定过程中，巴比妥类药物首先形成可溶性的一银盐，当被测供试品完全形成一银盐后，继续用硝酸银滴定，稍过量的银离子就与巴比妥类药物形成难溶性的二银盐沉淀，使溶液变浑浊，以此指示滴定终点。但本法受温度影响较大，在接近终点时反应较慢，难以准确观察浑浊的出现，同时二银盐沉淀具有一定的溶解度，沉淀的乳光要在化学计量点以后才出现，使测定结果偏高。《中国药典》自1985年版起采用甲醇及3%无水碳酸钠溶剂系统克服滴定过程中温度变化的影响，采用银-玻璃电极系统电位法来指示终点，使本法获得显著改善。

三、仪器与试药

1.仪器

电位滴定仪，分析天平，显微镜

2.试药

苯巴比妥，巴比妥，苯巴比妥钠，巴比妥钠；硝酸银滴定液（0.1 mol/L），碳酸钠试液，硝酸银试液，铜吡啶试液，甲醛试液，吡啶溶液（1→10），3%无水碳酸钠溶液，亚硝酸钠，硫酸，甲醇

四、实验步骤

（一）苯巴比妥、巴比妥的鉴别

1.丙二酰脲反应

（1）银盐反应

取供试品约0.1 g，加碳酸钠试液1 mL与水10 mL，振摇2 min，过滤（如不浑浊可不必过滤），滤液中逐滴加入硝酸银试液，观察反应现象。

（2）铜盐反应

取供试品约50 mg，加吡啶溶液（1→10）5 mL，溶解后，加铜吡啶试液1 mL，观察反应现象。

2.芳环取代基的反应

（1）取供试品约10 mg，加硫酸2滴与亚硝酸钠约5 mg，混合，观察反应

现象。

（2）取供试品约50 mg，置于试管中，加甲醛试液1 mL，加热煮沸，冷却，沿管壁缓缓加硫酸0.5 mL，使成两液层，置水浴中加热，观察接界面颜色。

3. 显微结晶

（1）取3%巴比妥钠的水溶液1滴，滴于载玻片上，在其边缘加1滴稀硫酸，置于显微镜下观察晶体形状。

（2）取5%苯巴比妥钠的水溶液1滴，滴于载玻片上，在其边缘加1滴稀硫酸，置于显微镜下观察晶体形状。

【注意事项】

1. 显微镜镜头和载玻片在使用前需用擦镜纸擦净。

2. 观察显微结晶时，显微镜应置于光线充足的地方，切勿将镜头接触液面。

3. 做微晶反应时，不可用玻璃棒搅拌液滴，应轻轻摆动载玻片使样品液滴和稀硫酸自然混合，待放置1～2 s后出现自然生长的结晶时，再用显微镜观察。

（二）苯巴比妥的含量测定

自动电位滴定仪的使用

取供试品约0.2 g，精密称定，置烧杯中，加甲醇40 mL使溶解，再加新制的3%无水碳酸钠溶液15 mL，置于自动电位滴定仪上，浸入电极，搅拌，按照电位滴定法（附录四），用硝酸银滴定液（0.1 mol/L）滴定。每1 mL硝酸银滴定液（0.1 mol/L）相当于23.22 mg的$C_{12}H_{12}N_2O_3$。

扫一扫，观看操作视频

【注意事项】

1. 含量测定时，使用的3%无水碳酸钠溶液需要新鲜配制。

2. 银电极在临用前需用6 mol/L硝酸溶液迅速浸洗，并用蒸馏水冲洗干净后使用。

3. 硝酸银在强光催化下易分解析出单质银沉淀干扰测定，因此，应避免在强光下操作。

五、思考题

1. 银量法测定巴比妥类药物含量时，电位滴定法指示终点的优点是什么？

2. 含量测定时，使用的3%无水碳酸钠溶液为何需临用时新鲜配制？

六、参考文献

[1] 国家药典委员会.中华人民共和国药典（2020年版）[M].北京：中国医药科技出版社，2020.

[2] 董钰明.药物分析学 [M].北京：清华大学出版社，2018.

【小贴士】

电位滴定法滴定终点的确定

电位滴定的终点可通过作图法和计算法进行确定。作图法就是绘制滴定曲线（如图5-7），通常有以下三种：

（1）以指示电极的电位（E）为纵坐标，以滴定液体积（V）为横坐标作图，则滴定曲线的陡然上升或下降部分的中点或曲线的拐点即为滴定终点。

（2）以一级微商 $\Delta E/\Delta V$（相邻两次的电位差与相应滴定液体积差之比）为纵坐标，相应的 V 为横坐标作图，则 $\Delta E/\Delta V$ 的极值对应的体积即为滴定终点。

（3）以二级微商 $\Delta^2 E/\Delta^2 V$（相邻 $\Delta E/\Delta V$ 的差与相应滴定液体积差之比）为纵坐标，相应的 V 为横坐标作图，则 $\Delta^2 E/\Delta^2 V$ 等于零（曲线过零）时对应的体积即为滴定终点。终点时滴定液的体积（V_0）也可由计算求得，对于一阶导数法，V_0 即为 $\Delta E/\Delta V$ 达极值时前、后两个滴定液体积的平均值；对于二阶导数法，V_0 可采用曲线过零前、后两点坐标的线性内插法计算，即：

$$V_0 = V + \frac{a}{a+b} \times \Delta V$$

式中：V_0为终点时的滴定液体积；

a 为曲线过零前 a 点的 $\Delta^2 E/\Delta^2 V$ 绝对值；

b 为曲线过零后 b 点的 $\Delta^2 E/\Delta^2 V$ 绝对值；

ΔV 为由 a 点至 b 点所滴加的滴定液体积。

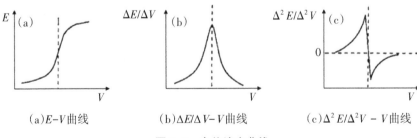

（a）E-V曲线　　（b）$\Delta E/\Delta V$-V曲线　　（c）$\Delta^2 E/\Delta^2 V$-V曲线

图5-7　电位滴定曲线

（刘晖）

实验六　华山参的薄层色谱鉴别
和酸性染料比色法测定总生物碱含量

一、目的与要求

1. 掌握华山参中托烷类生物碱的薄层色谱鉴别法。
2. 掌握酸性染料比色法测定华山参中总生物碱的基本原理及方法。

二、实验原理

华山参为茄科植物漏斗泡囊草 *Physochlainain infundibularis* Kuang 的干燥根。春季采挖，除去须根，洗净，晒干。

其主要化学成分有托烷类生物碱（如莨菪碱、东莨菪碱、山莨菪碱）以及香豆素类化合物（如东莨菪内酯）。本品含生物碱以莨菪碱（$C_{17}H_{23}NO_3$）计算，不得少于0.20%。托烷类生物碱药用一般为硫酸盐或氢溴酸盐。托烷类生物碱盐及香豆素的化学结构式见图6-1。

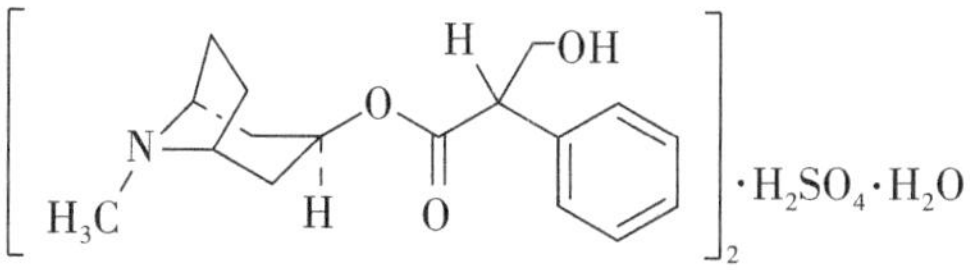

硫酸阿托品化学式:$(C_{17}H_{23}NO_3)_2\cdot H_2SO_4\cdot H_2O$;
相对分子质量:694.84

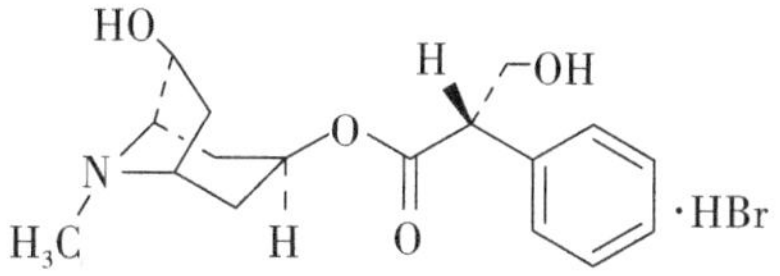

氢溴酸山莨菪碱化学式:$C_{17}H_{23}NO_4\cdot HBr$;
相对分子质量:386.29

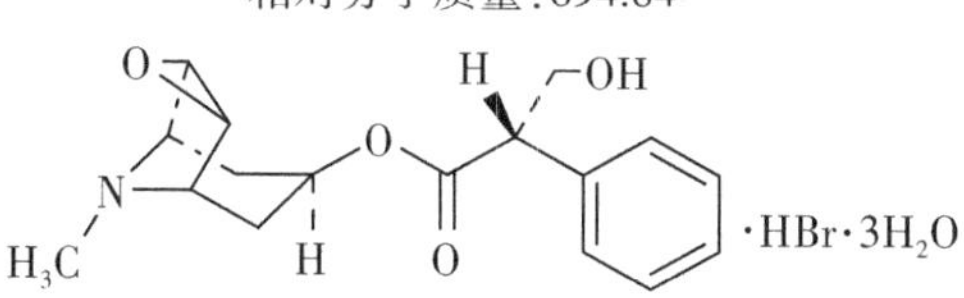

氢溴酸东莨菪碱化学式$C_{17}H_{21}NO_4\cdot HBr\cdot 3H_2O$;
相对分子质量:438.32

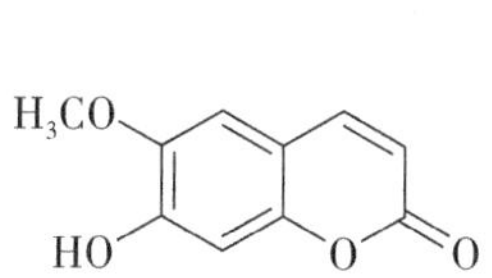

东莨菪内酯化学式$C_{10}H_8O_4$;
相对分子质量:192.17

图6-1　托烷类生物碱盐及香豆素的化学结构式

薄层色谱法是将适宜的吸附剂或载体涂布于玻璃板、塑料板或铝基片上，成一均匀薄层，将供试品溶液点于薄层板上，在展开容器内用展开剂展开，使供试品所含成分分离，所得色谱图与适宜的标准物质按同法在同板上所得的色谱图对比，用于鉴别、检查或含量测定。薄层色谱法具有分离和分析双重功能，简便、快速、易普及，是目前中药鉴别常用的方法。

华山参中的生物碱提取后，用薄层色谱法分离，先利用东莨菪内酯在365 nm紫外光灯下会发出荧光进行鉴别，然后再利用生物碱类化合物与生物碱沉淀剂碘化铋钾试液作用生成棕色的斑点进行鉴别。

酸性染料比色法是针对生物碱在一定的pH条件下可与某些酸性染料结合显色而进行分光光度法测定其含量的方法。在一定pH的水溶液中，生物碱（B）可与氢离子（H^+）结合成阳离子（BH^+），而一些酸性染料可解离成阴离子（In^-），这两种离子可定量结合生成有色离子对（$BH^+·In^-$），该离子对可以被某些有机溶剂定量萃取，测定有机相中有色离子对特征波长处的吸光度，即可进行生物碱的含量测定。其反应示意图见图6-2。

$$B + H^+ \rightleftharpoons BH^+$$

$$HIn \rightleftharpoons H^+ + In^-$$

$$BH^+ + In \rightleftharpoons （BH^+·In^-）_{水相} \rightleftharpoons （BH^+·In^-）_{有机相}$$

图6-2　酸性染料比色法原理示意图

也可将呈色的有机相经碱化，使与有机碱结合的酸性染料释放出来，测定其吸光度，再计算出生物碱的含量。

三、仪器与试药

1.仪器

紫外-可见分光光度计，暗箱三用紫外分析仪；硅胶G薄层板

2.试药

华山参；硫酸阿托品对照品，氢溴酸东莨菪碱对照品，氢溴酸山莨菪碱对照品，东莨菪碱内酯对照品；浓氨试液，碘化铋钾试液，亚硝酸钠乙醇试液，枸橼酸-磷酸氢二钠缓冲溶液，0.04%溴甲酚绿溶液，二氯甲烷，乙醇，乙酸乙酯，甲醇

四、实验步骤

（一）薄层色谱鉴别

取供试品中粉1 g，加浓氨试液-乙醇（1：1）混合溶液2 mL湿润，再加二氯甲烷20 mL，加热回流1 h，滤过，滤液小心蒸干，加二氯甲烷1 mL使溶解，作为供试品溶液。另取硫酸阿托品对照品、氢溴酸东莨菪碱对照品、氢溴酸山莨菪碱对照品和东莨菪内酯对照品，加乙醇制成每1 mL各含1 mg的混合溶液，作为对照品溶液。按照薄层色谱法（附录六）试验，吸取上述两种溶液各5 μL，分别点于同一硅胶G薄层板上，以乙酸乙酯-甲醇-浓氨试液（17：2：1）为展开剂，展开，取出，晾干，置于紫外光灯（365 nm）下检视。供试品色谱中，在与对照品色谱相应的位置上，显相同的蓝白色荧光主斑点（东莨菪内酯）。再依次喷以碘化铋钾试液和亚硝酸钠乙醇试液。供试品色谱中，在与对照品色谱相应的位置上，显相同的四个棕色斑点。

（二）总生物碱含量测定

1. 对照品溶液的制备

取在120 ℃干燥至恒重的硫酸阿托品对照品适量，精密称定，加水制成每1 mL相当于含莨菪碱75 μg的溶液。

2. 供试品溶液的制备

取供试品中粉约0.25 g，精密称定，置于具塞锥形瓶中，精密加入枸橼酸-磷酸氢二钠缓冲液（pH4.0）25 mL，振摇5 min，放置过夜，用干燥滤纸过滤，取续滤液，即得。

3. 测定

精密量取供试品溶液与对照品溶液各2 mL，分别置于分液漏斗中，各精密加枸橼酸-磷酸氢二钠缓冲液（pH4.0）10 mL，再精密加入用上述缓冲液配制的0.04%溴甲酚绿溶液2 mL，摇匀，用二氯甲烷10 mL振摇提取5 min，待溶液完全分层后，分取二氯甲烷液，用二氯甲烷湿润的滤纸滤入25 mL量瓶中，再用二氯甲烷提取3次，每次5 mL，依次滤入量瓶中，并用二氯甲烷洗涤滤纸，滤入量瓶中，加二氯甲烷至刻度，摇匀，按照紫外-可见分光光度法（附录五）在415 nm的波长处分别测定吸光度，计

紫外可见分光光度计的使用

扫一扫，观看操作视频

算，即得。

【注意事项】

1. 定量加入二氯甲烷后应充分旋摇分液漏斗，以保证有色离子对萃取完全，但同时要注意不可剧烈振摇分液漏斗，避免乳化层的生成，影响测定结果。

2. 在萃取过程，切勿将水相带入二氯甲烷层中，因为水相中有过量的酸性染料，而且水分的混入使有机相浑浊，影响比色测定的准确性。

3. 分液漏斗的旋塞不能涂凡士林，因为二氯甲烷可以溶解凡士林而引起漏液，从而影响定量的准确性。可用甘油淀粉糊替代凡士林。

4. 二氯甲烷有毒，吸入或经皮肤吸收可引起急性中毒，因此，操作应在通风橱中进行。

五、思考题

1. 采用薄层色谱法鉴别华山参时，展开剂中为什么要加入浓氨试液？

2. 酸性染料比色法测定生物碱含量的影响因素有哪些？

六、参考文献

[1] 国家药典委员会.中华人民共和国药典（2020年版）［M］.北京：中国医药科技出版社，2020.

[2] 董钰明.药物分析学［M］.北京：清华大学出版社，2018.

（董钰明）

实验七　气相色谱-顶空进样法测定
地塞米松磷酸钠中残留溶剂

一、目的与要求

1. 掌握气相色谱法测定地塞米松磷酸钠中残留溶剂的方法。
2. 掌握气相色谱仪的工作原理、组成构件和操作方法。
3. 了解顶空进样的原理和方法。

二、实验原理

地塞米松磷酸钠为肾上腺皮质激素类药物，化学名为16α-甲基-11β,17α, 21-三羟基-9α-氟孕甾-1,4-二烯-3,20-二酮-21-磷酸酯二钠盐（结构式如图 7-1所示）。本品为白色至微黄色粉末；无臭；有引湿性。在水或甲醇中溶解，在丙酮或乙醚中几乎不溶。按无水与无溶剂物计算，含 $C_{22}H_{28}FNa_2O_8P$ 应为 97.0 %～102.0 %。

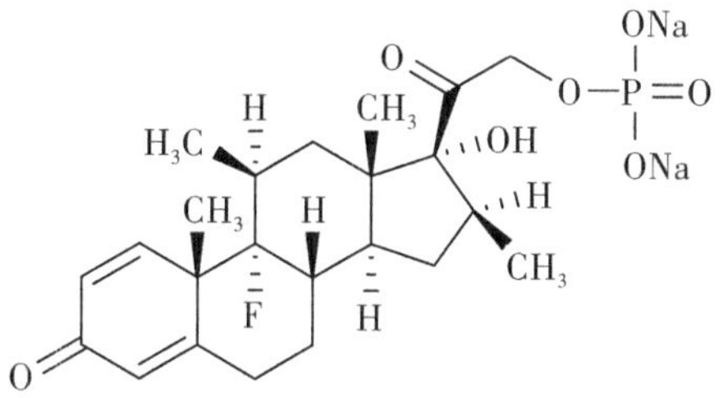

化学式：$C_{22}H_{28}FNa_2O_8P$；相对分子质量：516.41

图7-1　地塞米松磷酸钠的化学结构式

由于地塞米松磷酸钠在生产中使用了甲醇、乙醇和丙酮，因此应进行甲醇、乙醇和丙酮的残留量检查。ChP2020通则0861残留溶剂测定法规定，甲醇属于第二类溶剂，其限度为0.3%；乙醇和丙酮属于第三类溶剂，限度均为0.5%。

　　气相色谱法（gas chromatography，GC）系采用气体为流动相（载气）流经色谱柱进行分离测定的色谱方法（附录八）。物质或其衍生物汽化后，被载气带入色谱柱，由于各组分的沸点或极性或吸附性质的不同，各组分在色谱柱内被分离，从而先后流出色谱柱进入检测器，用数据处理系统记录色谱信号。气相色谱仪由气源、进样器、色谱柱、柱温箱、检测器和数据处理系统组成（如图7-2所示）。ChP2020规定采用GC法进行残留溶剂测定。色谱柱可采用填充柱或毛细管柱，检测器常用火焰离子化检测器（FID），进样方式可采用溶液直接进样或顶空进样。

　　顶空进样是气相色谱特有的一种进样方式，适用于挥发性大的组分分析。顶空进样可以免除样品萃取、浓缩等步骤，避免样品中非挥发性组分对色谱柱及进样口的污染。根据取样和进样方式不同，顶空进样可分为静态顶空进样和动态顶空进样。静态顶空进样是将液体或固体样品置于一密闭的容器中，通过加热升温使挥发性组分从样品基体中挥发出来，在气-液（或气-固）两相中达到平衡，直接取样品上方气相部分进行色谱分析，从而测定样品中挥发性组分的含量。动态顶空进样常用吹扫-捕集技术，吹扫气（一般使用氮气）通过液体或固体样品，样品中的挥发性组分随吹扫气逸出，然后通过装有固体吸附剂的捕集装置进行浓缩，再经热解吸进入色谱仪分析。

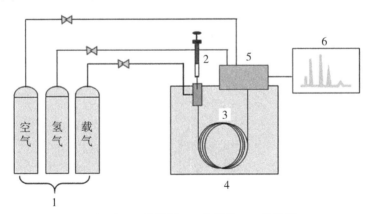

1.气源　2.进样器　3.色谱柱　4.柱温箱
5.检测器　6.数据处理系统

图7-2　气相色谱仪的基本组成构件

三、仪器与试药

1. 仪器

气相色谱仪（配火焰离子化检测器），顶空进样器；分析天平；顶空瓶

2. 试药

地塞米松磷酸钠；正丙醇，甲醇，乙醇，丙酮

四、实验步骤

1. 内标溶液的制备

取正丙醇，用水稀释制成0.02%（mL/mL）的溶液，作为内标溶液。

2. 供试品溶液的制备

取本品约1.0 g，精密称定，置于10 mL量瓶中，加内标溶液溶解并稀释至刻度，摇匀，精密量取5 mL，置于顶空瓶中，密封，作为供试品溶液。

3. 对照品溶液的制备

取甲醇约0.3 g、乙醇约0.5 g与丙酮约0.5 g，精密称定，置于100 mL量瓶中，用内标溶液稀释至刻度，摇匀，精密量取1 mL，置于10 mL量瓶中，用内标溶液稀释至刻度，摇匀，精密量取5 mL，置于顶空瓶中，密封，作为对照品溶液。

4. 测定

按照残留溶剂测定法（ChP2020通则0861第二法）测定，用6%氰丙基苯基–94%二甲基聚硅氧烷毛细管色谱柱，起始温度为40 ℃，以每5 ℃/min的速率升温至120 ℃，维持1 min，顶空瓶平衡温度为90 ℃，平衡时间为60 min。理论板数按正丙醇峰计算不低于10 000，各成分峰间的分离度均应符合要求。分别量取供试品溶液与对照品溶液顶空瓶上层气体1 mL，注入气相色谱仪，记录色谱图。按内标法以峰面积计算，甲醇、乙醇与丙酮的残留量均应符合规定。

气相色谱仪的使用

扫一扫，观看操作视频

【注意事项】

1. 配制溶液时应迅速并及时密塞，减少残留溶剂的挥发。

2. 开机前检查气路系统是否有漏气现象。

五、思考题

1. 气相色谱法检查地塞米松磷酸钠中残留溶剂时为什么采用内标法测定？与外标法相比，内标法测定有何优点？

2. 相比较于溶液直接进样，顶空进样有何优点？

3. 残留溶剂测定时，如何选择顶空条件？

六、参考文献

［1］国家药典委员会.中华人民共和国药典（2020年版）［M］.北京：中国医药科技出版社，2020.

［2］董钰明.药物分析学［M］.北京：清华大学出版社，2018.

（王兆彦）

实验八　紫外分光光度法测定
维生素A软胶囊中维生素A的含量

一、目的与要求

1. 掌握三点校正法测定维生素A的基本原理及校正公式的应用。
2. 掌握软胶囊制剂分析的基本操作。

二、实验原理

维生素A软胶囊系取维生素A，加精炼食用植物油（在0℃左右脱去固体脂肪）溶解并调整浓度后制成。本品的内容物为黄色至深黄色油状液体，含维生素A应为标示量的90.0%～120.0%。

维生素A是指包括维生素A_1、去氢维生素A、去水维生素A等在内的系列化合物，其中维生素A_1的活性最高，通常所说的维生素A系指维生素A_1（结构式见图8-1）。维生素A的基本结构为具有一个共轭多烯侧链的环己烯，具有醇式或酯式结构。ChP2020收载的维生素A是指用每1 g含270万单位以上的维生素A醋酸酯结晶加精制植物油制成的油溶液。

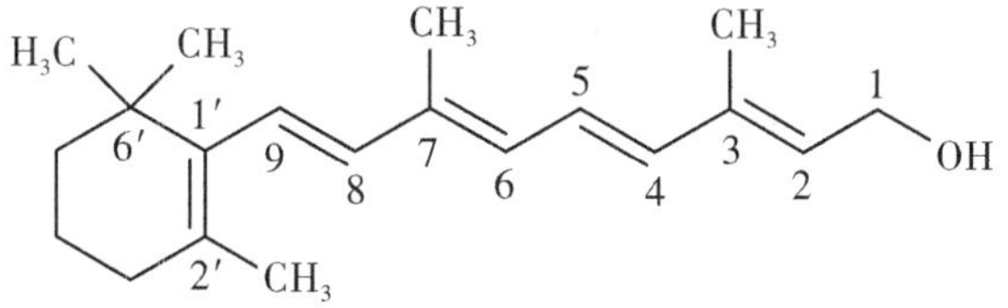

维生素A_1化学式：$C_{20}H_{30}O$；相对分子质量：286.45

图8-1　维生素A_1的化学结构式

维生素A在326～329 nm波长范围内具有最大吸收，可用于含量测定。但由于维生素A原料中混有其异构体、氧化降解产物、合成中间体、副产物等杂质，且维生素 A 制剂中常含稀释用油，这些杂质在紫外区也有吸收，导致所测得的吸收度并不是维生素 A 所独有的吸收。因此，采用"三点校正法"测定，以消除无关吸收的干扰，从而得到准确的测定结果。

"三点校正法"是在 3 个波长处测得吸光度，根据校正公式计算吸光度的校正值后，再计算含量。其原理主要基于以下两点：

（1）杂质的无关吸收在 310～340 nm 波长范围内几乎呈一条直线，且随波长的增大吸光度下降。

（2）物质对光吸收呈加和性，即在某一样品的吸收曲线上，各波长处的吸光度是维生素 A 与杂质吸光度的代数和，因而吸收曲线也是两者吸收的叠加。

该方法的校正效果受杂质存在情况影响较大，需通过最大吸收波长及吸光度比值的测定来了解杂质的干扰情况，以便保证结果的准确性。

三、仪器与试药

1. 仪器
紫外-可见分光光度计，分析天平
2. 试药
维生素 A 软胶囊；乙醚、环己烷

四、实验步骤

紫外可见分光光度计的使用

扫一扫，观看操作视频

取本品 20 粒，精密称定，用注射器将内容物抽出，囊壳用剪刀剪成两半，用乙醚逐个洗涤囊壳 3 次，置于 50 mL 烧杯中，再用乙醚浸洗 2 次，置于通风处使乙醚挥尽，精密称定囊壳质量，求出平均装量。

取维生素 A 软胶囊内容物适量，精密称定，加环己烷溶解并定量稀释制成每 1 mL 中含 9～15 IU 的溶液，按照维生素 A 测定法（ChP2020 通则 0721），测定 300 nm、316 nm、328 nm、340 nm 与 360 nm 处的吸光度，确定最大吸收波长。计算各波长处的吸光度与波长 328 nm 处吸光度的比值。

如果最大吸收波长在 326～329 nm 之间，且所得各波长吸光度比值不超过表 8-1 中规定值的 ±0.02，可用公式（8-1）～（8-3）计算含量：

$$E_{1\,cm(328\,nm)}^{1\%} = \frac{A_{328}}{C \times L} = \frac{A_{328}}{\dfrac{W}{V} \times 100 \times 1} \tag{8-1}$$

$$效价 (IU/g) = E^{1\%}_{1cm(328nm)} \times 1900 \tag{8-2}$$

$$标示量(\%) = \frac{效价 \times 平均装量}{标示量} \times 100\% \tag{8-3}$$

表8-1　A_i/A_{328}的规定值(ChP2020)

波长/nm	吸光度比值
300	0.555
316	0.907
328	1.000
340	0.811
360	0.299

如果最大吸收波长在326～329 nm之间，但所得各波长吸光度比值超过表8-1中规定值的±0.02，应按公式（8-4）求出校正后的吸光度值：

$$A_{328(校正)} = 3.52(2A_{328} - A_{316} - A_{340}) \tag{8-4}$$

若 $\dfrac{A_{328(校正)} - A_{328}}{A_{328}} \times 100\%$ 的数值不超过±3.0%，则不用校正吸光度，仍以未校正的吸光度计算含量。

若 $\dfrac{A_{328(校正)} - A_{328}}{A_{328}} \times 100\%$ 的数值在−15%～−3%，则用校正吸收度计算含量。

若 $\dfrac{A_{328(校正)} - A_{328}}{A_{328}} \times 100\%$ 的数值小于−15%或大于3%，或者最大吸收波长不在326～329 nm之间，则按照ChP2020规定的"第二法"（即皂化法）测定含量。

【注意事项】

1. 测定前，应校正仪器波长。

2. 维生素A遇光易氧化变质，故测定应在半暗室中快速进行，所用的试药不得含有氧化性物质，且供试品溶液应现配现测。

3. 其他途径引入的杂质对维生素A的测定结果影响非常大，因此要严格规范实验操作，比如为了避免环己烷试剂中存在杂质的干扰，要确保参比池中装入的环己烷与样品池中的溶剂一致。

4.乙醚易燃、易爆、有毒，操作应在通风橱中进行，并注意实验室内不得有明火、电火花或静电放电。

五、思考题

1.本实验如何判断杂质对维生素A含量测定结果的干扰？

2.含量计算公式中1900的含义是什么？如何导出的？

六、参考文献

［1］国家药典委员会.中华人民共和国药典（2020年版）［M］.北京：中国医药科技出版社，2020.

［2］董钰明.药物分析学［M］.北京：清华大学出版社，2018.

（董钰明）

实验九　手性高效液相色谱法检查 左氧氟沙星光学异构体

一、目的与要求

1. 掌握手性高效液相色谱法检查左氧氟沙星中光学异构体的原理和方法。
2. 熟悉手性流动相添加剂法分离手性药物的原理及应用。

二、实验原理

左氧氟沙星为第四代喹诺酮类抗菌药物，为氧氟沙星的左旋异构体，其抗菌活性是外消旋体的数倍。化学名为（−）-(S)-3-甲基-9-氟-2,3-二氢-10-(4-甲基-1-哌嗪基)-7氧代-7H-吡啶并［1,2,3-de］-1,4-苯并哌嗪-6-羧酸半水合物（化学结构式如图9-1所示）。本品为类白色至淡黄色结晶性粉末，无臭。按无水与无溶剂物计算，含左氧氟沙星（按 $C_{18}H_{20}FN_3O_4$ 计）应为 98.5%～102.0%。

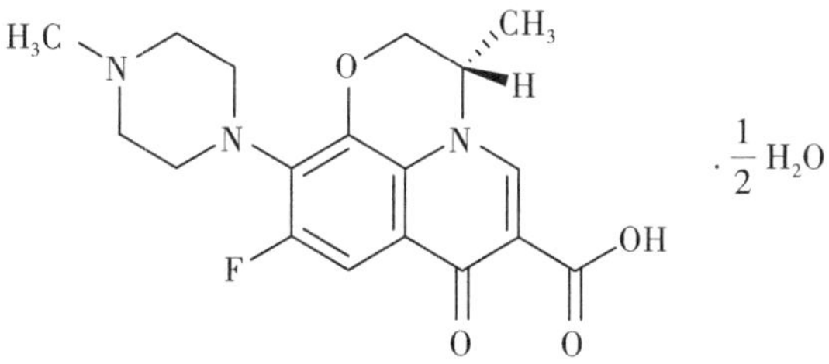

化学式：$C_{18}H_{20}FN_3O_4 \cdot \frac{1}{2}H_2O$；相对分子质量：370.38

图9-1　左氧氟沙星的化学结构式

由于左氧氟沙星是氧氟沙星的左旋异构体，在其合成过程中必然会产生右旋异构体副产物（化学结构式如图9-2所示）。ChP2020规定了左氧氟沙星原料药中右氧氟沙星的限量（1.0%）。采用配合交换手性流动相法测定，其原理是将手性试剂（多为光学活性氨基酸或其衍生物）添加到 HPLC 流动相中，与过渡金属离子（如 Cu^{2+}、Zn^{2+}、Ni^{2+}）螯合，进一步与手性药物生成一对可逆的非对映体配合物，根据配合物的稳定性、在流动相中的溶解性以及与固定相的键合力差异从而在非手性固定相上实现分离。该法只能用于与过渡金属离子形成相应配合物的药物。

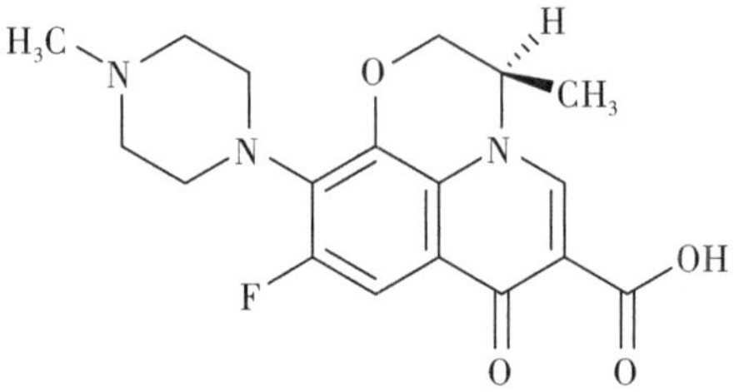

化学式：$C_{18}H_{20}FN_3O_4$；相对分子质量：361.37

图9-2　右氧氟沙星的化学结构式

三、仪器与试药

1. 仪器

高效液相色谱仪，分析天平，酸度计

2. 试药

左氧氟沙星；左氧氟沙星对照品，氧氟沙星对照品；D-苯丙氨酸，硫酸铜，氢氧化钠，甲醇

四、实验步骤

1. 供试品溶液的制备

取本品适量，加流动相溶解并稀释制成每 1 mL 中约含 1.0 mg 左氧氟沙星的溶液，作为供试品溶液。

2. 对照溶液的制备

精密量取供试品溶液适量，用流动相定量稀释制成每 1 mL 中约含 10 μg 左氧氟沙星的溶液，作为对照溶液。

3. 系统适用性溶液的制备

取左氧氟沙星和氧氟沙星对照品各适量，加流动相溶解并定量稀释制成每

1 mL中约含左氧氟沙星1 mg和氧氟沙星20 μg的溶液，作为系统适用性溶液。

　4. 灵敏度溶液的制备

　精密量取对照溶液适量，用流动相定量稀释制成每1 mL中约含0.5 μg左氧氟沙星的溶液，作为灵敏度溶液。

　5. 测定

　按照高效液相色谱法（附录七）测定。用十八烷基硅烷键合硅胶为填充剂；以硫酸铜D-苯丙氨酸溶液（取D-苯丙氨酸1.32 g与硫酸铜1 g，加水1000 mL溶解后，用氢氧化钠试液调节pH值至3.5）-甲醇（82∶18）为流动相；柱温为40 ℃，检测波长为294 nm，进样体积为20 μL。取系统适用性溶液注入液相色谱仪，记录色谱图，图中右氧氟沙星与左氧氟沙星依次流出，右旋异构体峰、左旋异构体峰的分离度应符合要求。取灵敏度溶液注入液相色谱仪，记录色谱图，图中主成分色谱峰峰高的信噪比应大于10。精密量取供试品溶液和对照溶液，分别注入液相色谱仪，记录色谱图，供试品溶液色谱图中右氧氟沙星峰面积不得大于对照溶液主峰面积（1.0%）。

【注意事项】

　1. 流动相须经0.45 μm滤膜过滤，并超声脱气10～20 min。

　2. 所有的样品溶液注入HPLC仪器前，均须经0.45 μm滤膜过滤。

　3. 流动相的平衡时间要足够长，以保证色谱系统的稳定和基线平稳，实现右氧氟沙星和左氧氟沙星的良好分离。

五、思考题

　1. 左氧氟沙星原料药中右氧氟沙星的限量是多少？如何计算？

　2. 手性流动相添加剂法检查药物光学异构体的优缺点？

六、参考文献

　［1］国家药典委员会.中华人民共和国药典（2020年版）［M］.北京：中国医药科技出版社，2020.

　［2］董钰明.药物分析学［M］.北京：清华大学出版社，2018.

　［3］范国荣.药物分析实验指导［M］.2版.北京：人民卫生出版社，2016.

（王兆彦）

实验十 高效液相色谱法结合一测多评法 测定黄连中四种生物碱的含量

一、目的与要求

1. 掌握黄连药材中生物碱含量测定的方法。
2. 了解一测多评法的原理及其在中药质量控制中的应用。

二、实验原理

黄连为毛茛科植物黄连 *Coptis chinensis* Franch.、三角叶黄连 *Coptis deltoidea* C. Y. Cheng et Hsiao 或云连 *Coptis teeta* Wall. 的干燥根茎。以上三种分别习称"味连""雅连""云连"。味连按干燥品计算，以盐酸小檗碱（$C_{20}H_{18}ClNO_4$）计，含小檗碱（$C_{20}H_{17}NO_4$）不得少于5.5%、表小檗碱（$C_{20}H_{17}NO_4$）不得少于0.80%、黄连碱（$C_{19}H_{13}NO_4$）不得少于1.6%、巴马汀（$C_{21}H_{21}NO_4$）不得少于1.5%。雅连按干燥品计算，以盐酸小檗碱（$C_{20}H_{18}ClNO_4$）计，含小檗碱（$C_{20}H_{17}NO_4$）不得少于4.5%。云连按干燥品计算，以盐酸小檗碱（$C_{20}H_{18}ClNO_4$）计，含小檗碱（$C_{20}H_{17}NO_4$）不得少于7.0%。黄连中4种生物碱的化学结构式见图10-1。

中药多成分、多靶点的作用特点决定了单一指标成分的质量控制模式难以全面、准确地反映中药的质量。而多指标质控模式，需要多种对照品，但是中药化学对照品分离纯化难度大、价格昂贵、部分单体不稳定难以供应，使多指标质控模式在实际应用中受到一定限制。一测多评法是利用中药中化学成分的内在函数比例关系，仅使用1个代表性成分的对照品（对照品价廉易得），来实现多个成分（对照品难得或制备成本高或不稳定）的同步定量分析。《中国药典》（2010年版）首次收录一测多评法，用于黄连药材及饮片中生物碱类成分的含量测定。《中国药典》（2015年版）中一测多评法应用范围也扩展至丹参、生姜药材和中药制剂银杏叶滴丸、银杏叶胶囊、银杏叶片、咳特灵片、咳特灵胶囊。《中国药典》（2020年版）一测多评法应用范围又新增了穿心莲、黄连、淫羊藿、蟾酥4味药材和宫血宁胶囊、银杏叶口服液、银杏叶软胶囊、镇脑宁胶囊4种中药制剂。

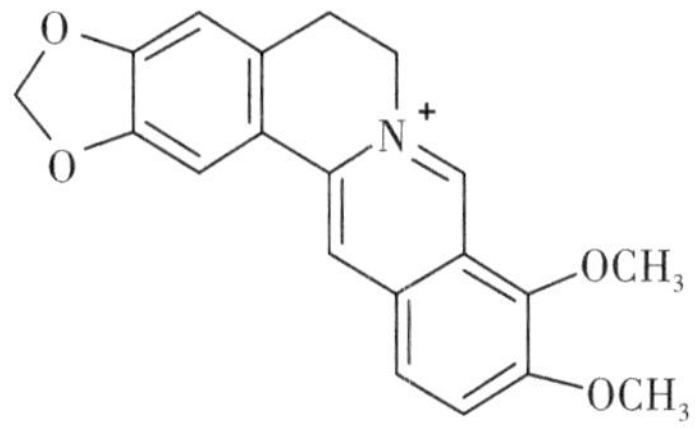

小檗碱化学式：$C_{20}H_{18}NO_4^+$
相对分子质量：336.36

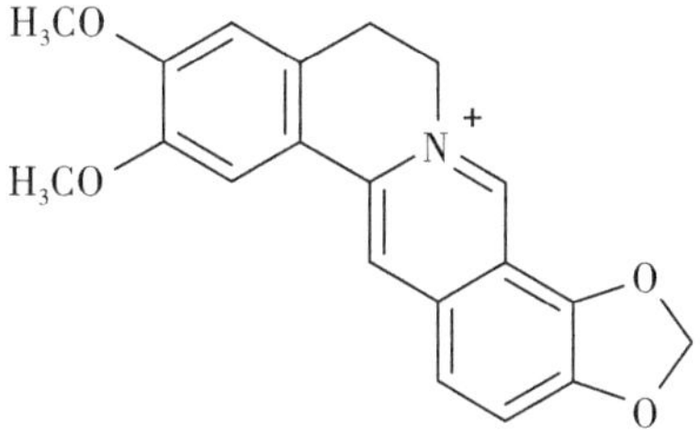

表小檗碱化学式：$C_{20}H_{18}NO_4^+$
相对分子质量：336.36

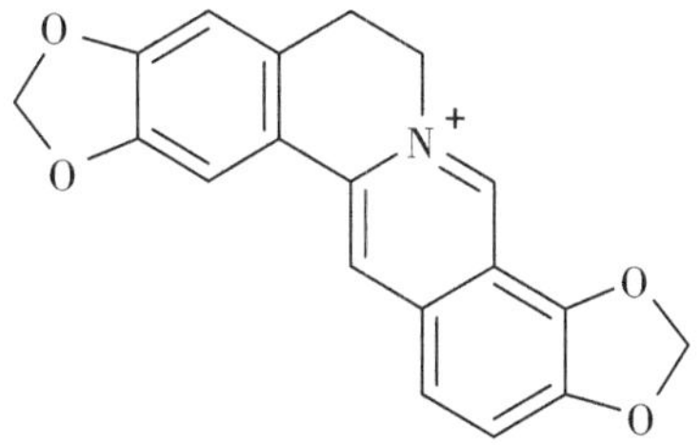

黄连碱化学式：$C_{19}H_{14}NO_4^+$
相对分子质量：320.32

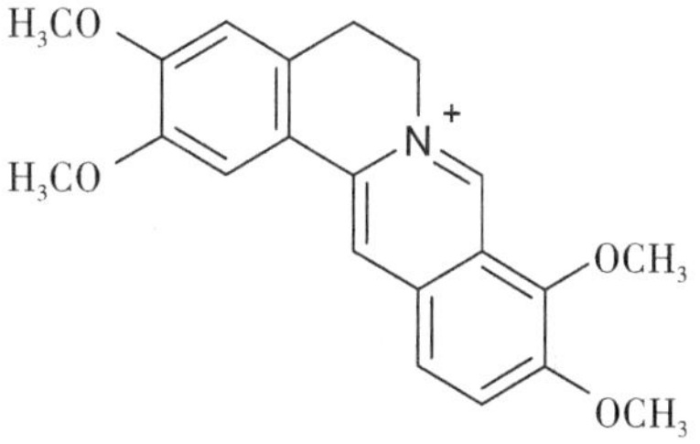

巴马汀化学式：$C_{21}H_{22}NO_4^+$
相对分子质量：352.41

图10-1　黄连中4种生物碱的化学结构式

一测多评法是依据在一定范围内，检测成分的量（质量或浓度）与检测器响应成正比的原理，引入相对校正因子（relative correction factor，RCF）的概念。在多指标成分（s，a，b，…，i，…）测定时，以某一典型有效成分做内参物（s），建立内参物与其他待测成分（a，b，…，i，…）间的相对校正因子RCF（f_{sa}，f_{sb}，…，f_{si}，…），按公式（10-1）计算：

$$f_{si} = \frac{f_s}{f_i} = \frac{A_s/c_s}{A_i/c_i} \tag{10-1}$$

式中：A_s为内参物s对照品的峰面积；

c_s为内参物s对照品的浓度；

A_i为待测成分i对照品的峰面积；

c_i为待测成分i对照品的浓度。

在实际含量测定时，内参物s的浓度可按常规方法进行测定，应用RCF（f_{sa}，f_{sb}，…，f_{si}，…），按公式（10-2）计算待测成分（a，b，…，i，…）的浓度：

$$c_i' = f_{si} \times \frac{c_s' \times A_i'}{A_s'} \qquad (10\text{-}2)$$

式中：c_i' 为供试品中待测成分 i 的浓度；

f_{si} 为内参物 s 对待测成分 i 的校正因子；

c_s' 为供试品中内参物 s 的浓度；

A_i' 为供试品中待测成分 i 的峰面积；

A_s' 为供试品中内参物 s 的峰面积。

三、仪器与试药

1.仪器

高效液相色谱仪，酸度计，分析天平，超声波清洗器；药筛

2.试药

黄连（味连）；盐酸小檗碱对照品；磷酸二氢钾，十二烷基硫酸钠，乙腈，甲醇，磷酸，盐酸

四、实验步骤

1. 对照品溶液的制备

取盐酸小檗碱对照品适量，精密称定，加甲醇制成每 1 mL 含 90.5 μg 盐酸小檗碱的溶液，即得。

2. 供试品溶液的制备

取供试品粉末（过二号筛）约 0.2 g，精密称定，置于具塞锥形瓶中，精密加入甲醇-盐酸（100∶1）的混合溶液 50 mL，密塞，称定质量，超声处理（功率 250 W，频率 40 kHz）30 min，放冷，再称定质量，用甲醇补足减失的质量，摇匀，滤过，精密量取续滤液 2 mL，置于 10 mL 量瓶中，加甲醇至刻度，摇匀，过滤，取续滤液，即得。

3. 测定

按照高效液相色谱法（附录七）测定。以十八烷基硅烷键合硅胶为填充剂；以乙腈-0.05 mol/L 磷酸二氢钾溶液（50∶50）（每 100 mL 中加十二烷基硫酸钠 0.4 g，再以磷酸调节 pH 值为 4.0）为流动相；检测波长为 345 nm。理论板数按盐酸小檗碱峰计算应不低于 5000。分别精密吸取对照品溶液与供试品溶液各 10 μL，注入液相色谱仪，测定，用待测成分色谱峰与盐酸小檗碱色谱峰的相对保留时间确定表小檗碱、黄连碱、巴马汀、小檗碱的峰位，其相对保留时间应

在规定值的±5%范围之内。以盐酸小檗碱对照品的峰面积为对照，分别计算小檗碱、表小檗碱、黄连碱和巴马汀的含量。相对保留时间的规定值见表10-1。

表10-1　黄连中待测成分峰相对保留时间的规定值（ChP2020）

待测成分（峰）	相对保留时间
表小檗碱	0.71
黄连碱	0.78
巴马汀	0.91
小檗碱	1.00

【注意事项】

1. 流动相须经0.45 μm滤膜过滤，并超声脱气10～20 min。

2. 所有的样品溶液注入高效液相色谱仪前，均须经0.45 μm滤膜过滤。

3. 流动相中使用了离子对试剂和无机盐，操作上要注意：

（1）在用流动相平衡色谱柱系统之前，先用低比例有机相（但应不低于10%）的溶液冲洗色谱系统；

（2）适当延长色谱柱系统的平衡时间；

（3）实验结束后，先用低比例有机相（但应不低于10%）的溶液冲洗色谱系统，再用甲醇冲洗。

五、思考题

1. 中药的多指标成分质量控制模式相比单一成分质量控制，有何优点？

2. 在黄连药材提取过程中，提取溶剂中为什么要加入盐酸？

六、参考文献

［1］国家药典委员会.中华人民共和国药典（2020年版）［M］.北京：中国医药科技出版社，2020.

［2］王智民，高慧敏，付雪涛，等."一测多评法"中药质量评价模式方法学研究［J］.中国中药杂志，2006，31（23）：1925-1938.

［3］王智民，钱忠直，张启伟，等.一测多评法建立的技术指南［J］.中国中药杂志，2011，36（6）：657-658.

【小贴士】

按《中国药典》2020年版一部凡例，所用药筛，选用国家标准的R40/3系列，分等如下：

筛号	筛孔内径(平均值)	目号
一号筛	2000 μm±70 μm	10目
二号筛	850 μm±29 μm	24目
三号筛	355 μm±13 μm	50目
四号筛	250 μm±9.9 μm	65目
五号筛	180 μm±7.6 μm	80目
六号筛	150 μm±6.6 μm	100目
七号筛	125 μm±5.8 μm	120目
八号筛	90 μm±4.6 μm	150目
九号筛	75 μm±4.1 μm	200目

（陈娟）

实验十一　毛细管电泳法检查抑肽酶中有关杂质

一、目的与要求

1. 掌握毛细管电泳法用于抑肽酶中有关杂质检查的原理。
2. 熟悉毛细管电泳仪的工作原理、组成构件和操作方法。
3. 了解毛细管电泳的分离原理。

二、实验原理

抑肽酶为蛋白酶抑制药，系自牛胰或牛肺中提取、纯化制得的具有抑制蛋白水解酶活性的多肽（抑肽酶氨基酸序列如图11-1所示）。本品为白色至微黄色粉末。在水或0.9%氯化钠溶液中易溶，在乙醇、丙酮或乙醚中不溶。按无水物计算，每1 mg抑肽酶的活力不得少于3.0单位。

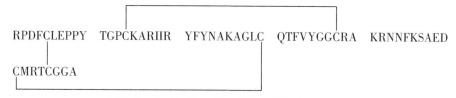

RPDFCLEPPY　TGPCKARIIR　YFYNAKAGLC　QTFVYGGCRA　KRNNFKSAED

CMRTCGGA

化学式：$C_{284}H_{432}N_{84}O_{79}S_7$；相对分子质量：6511.44

图11-1　抑肽酶氨基酸序列

毛细管电泳法是指以弹性石英毛细管为分离通道，以高压直流电场为驱动力，根据供试品中各组分淌度（单位电场强度下的迁移速度）和（或）分配行为的差异而实现分离的一种分析方法。毛细管电泳法具有毛细管区带电泳、胶束电动毛细管色谱和毛细管等电聚焦电泳等多种分离模式。毛细管电泳仪由直流高压电源、毛细管、电极和电极槽、冲洗进样系统、检测系统和数据处理系统组成（图11-2）。

　　毛细管区带电泳是将待分析溶液引入毛细管进样一端，施加直流电压后，各组分按各自的电泳和电渗流的矢量和流向毛细管出口端，按阳离子、中性粒子和阴离子及其电荷大小的顺序通过检测器。中性组分彼此不能分离。出峰时间为迁移时间（t_m），相当于高效液相色谱和气相色谱中的保留时间。

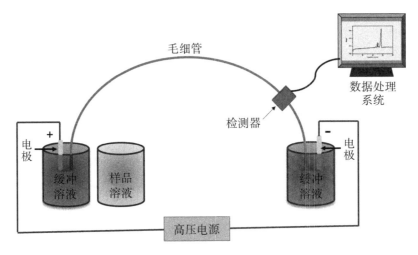

图11-2　毛细管电泳仪的基本组成构件

三、仪器与试药

　　1.仪器

　　毛细管电泳仪，酸度计，分析天平；点滴板

　　2.试药

　　抑肽酶；抑肽酶对照品，胰蛋白酶，对甲苯磺酰-L-精氨酸甲酯盐酸盐试液，磷酸二氢钾缓冲液

四、实验步骤

（一）鉴别

　　取抑肽酶与胰蛋白酶，分别加水溶解并稀释制成每1 mL中含1 mg溶质的溶液，各取10 μL置于点滴板上，混匀后，加对甲苯磺酰-L-精氨酸甲酯盐酸盐试液0.2 mL，放置数分钟后，应不显紫红色。以胰蛋白酶溶液1 μL做对照，

同法操作，应显紫红色。

（二）去丙氨酸-去甘氨酸-抑肽酶和去丙氨酸-抑肽酶的检查

1. 供试品溶液的制备

取供试品适量，加水溶解并稀释制成每 1 mL 中约含 5 单位溶质的溶液，作为供试品溶液。

2. 对照品溶液的制备

取抑肽酶对照品，加水溶解并稀释制成每 1 mL 中含 5 单位溶质的溶液，作为对照品溶液。

3. 测定

按照毛细管电泳法（附录九）测定，用熔融石英毛细管为分离柱（75 μm×60 cm，有效长度为 50 cm）；以 120 mmol/L 磷酸二氢钾缓冲液（pH 2.5）为操作缓冲液；检测波长为 214 nm；毛细管温度为 30 ℃；操作电压为 12 kV。进样端为正极，1.5 kPa 压力进样，进样时间为 3 s。进样前，依次用 0.1 mol/L 氢氧化钠溶液、去离子水和背景电解质清洗毛细管柱 2 min、2 min 和 5 min。对照品溶液电泳图中，去丙氨酸-去甘氨酸-抑肽酶峰相对抑肽酶峰的迁移

毛细管电泳仪的操作

扫一扫，观看操作视频

时间为 0.98，去丙氨酸-抑肽酶峰相对抑肽酶峰的迁移时间为 0.99；去丙氨酸-去甘氨酸-抑肽酶峰和去丙氨酸-抑肽酶峰间的分离度应大于 0.8，去丙氨酸-抑肽酶峰和抑肽酶峰间的分离度应大于 0.5。抑肽酶峰的拖尾因子不得大于 3。取供试品溶液进样，记录电泳谱图。

限度按公式 $100 (r_i/r_s)$ 计算，其中 r_i 为去丙氨酸-去甘氨酸-抑肽酶或去丙氨酸-抑肽酶的校正峰面积（峰面积/迁移时间），r_s 为去丙氨酸-去甘氨酸-抑肽酶、去丙氨酸-抑肽酶与抑肽酶的校正峰面积总和。去丙氨酸-去甘氨酸-抑肽酶的量不得大于 8.0%，去丙氨酸-抑肽酶的量不得大于 7.5%。

【注意事项】

1. 缓冲溶液和所有的样品溶液注入毛细管电泳仪前须经 0.45 μm 滤膜过滤。

2. 请勿触摸电路系统。

3. 请及时更换缓冲溶液。

4. 注意防尘和防潮。

五、思考题

1. 毛细管电泳分离的优、缺点是什么？
2. 为何进样前需要用氢氧化钠溶液、水和操作缓冲液清洗毛细管柱？

六、参考文献

［1］国家药典委员会.中华人民共和国药典（2020年版）［M］.北京：中国医药科技出版社，2020.

［2］U.S. Pharmacopeia National Formulary 2017： USP40-NF35［M］.Rockville：United Book Press， 2017.

【小贴士】

抑肽酶（Aprotinin）结构图（图11-3）

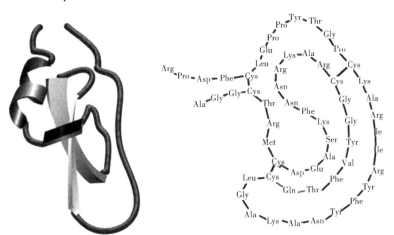

化学式：$C_{284}H_{432}N_{84}O_{79}S_7$；相对分子质量：6511.44

图11-3 抑肽酶结构图

$pI = 10.5$；$E_{1\,cm}^{1\%} = 8.3$ （280 nm，water）

（王兆彦）

实验十二　六味地黄丸的质量分析

一、目的与要求

1. 掌握薄层色谱法在中药制剂鉴别中的应用。
2. 掌握中药制剂分析中检测药味和测定成分的选择原则。
3. 掌握高效液相色谱法在中药制剂定量分析中的应用。
4. 熟悉中药制剂的显微鉴别法和六味地黄丸的显微特征。

二、实验原理

六味地黄丸是由熟地黄、酒萸肉、牡丹皮、山药、茯苓、泽泻六味中药饮片制成的成方制剂。本品为棕黑色的水丸、水蜜丸、棕褐色至黑褐色的小蜜丸或大蜜丸；味甜而酸。

六味地黄丸含有处方六味中药饮片粉末、保留了原药味的显微特征，因此，可用显微鉴别法对其进行鉴别，即利用显微镜对制剂中原药味粉末的组织、细胞或内含物等微观特征进行观察，以此鉴别处方药味组成的真实性。

薄层色谱法是目前中药制剂鉴别最常用的方法。它是基于相同物质在同一色谱条件下具有相同的色谱行为，在同一薄层板上供试品和对照物经点样、展开、显色后，将供试品与对照物的色谱图进行对比，从而对中药制剂进行鉴别。薄层色谱鉴别用的对照物有对照品、对照药材和对照提取物三种。ChP2020以酒萸肉中的有效成分莫诺苷和马钱苷为对照品，鉴别六味地黄丸中的酒萸肉；以牡丹皮中的有效成分丹皮酚为对照品，鉴别六味地黄丸中的牡丹皮；以泽泻为对照药材，鉴别六味地黄丸中的泽泻。

中药制剂的含量测定是指对中药制剂所含有关成分的含量进行测定，以评价中药制剂质量的优劣。应遵循中医药理论指导，选择适宜的检测药味及其指标成分。ChP2020选取莫诺苷、马钱苷和丹皮酚（化学结构式见图12-1）为指标成分，采用高效液相色谱法对其进行含量测定，从而控制六味地黄丸的质量。

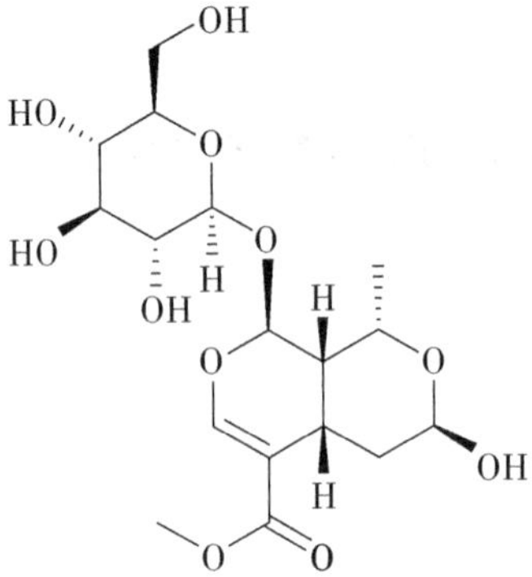

莫诺苷化学式：$C_{17}H_{26}O_{11}$；
相对分子质量：406.38

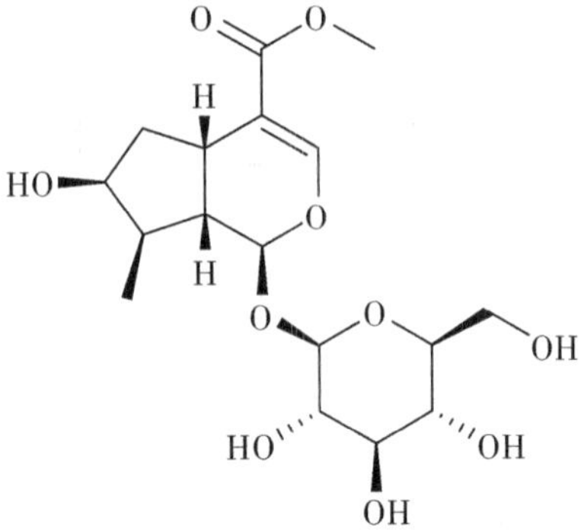

马钱苷化学式：$C_{17}H_{26}O_{10}$；
相对分子质量：390.38

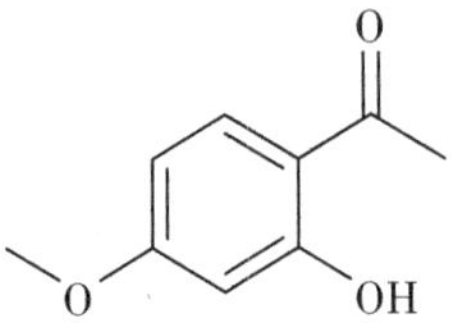

丹皮酚化学式：$C_9H_{10}O_3$；相对分子质量：3166.17

图12-1 莫诺苷、马钱苷和丹皮酚的化学结构式

三、仪器与试药

1.仪器

高效液相色谱仪，分析天平，显微镜，超声波提取器，干燥箱；硅胶G薄层板

2.试药

六味地黄丸（水丸、水蜜丸、小蜜丸或大蜜丸）；泽泻对照药材，莫诺苷对照品，马钱苷对照品，丹皮酚对照品；硅藻土，三氯化铁，水合氯醛试液，环己烷，正丁醇，乙酸乙酯，氨溶液（1→10），三氯甲烷，乙醚，丙酮，甲醇，乙醇，乙腈，甲酸，盐酸，磷酸，硫酸

四、实验步骤

（一）鉴别

1. 显微鉴别

取供试品，置于显微镜下观察：淀粉粒三角状卵形或矩圆形，直径为 24～40 μm，脐点短缝状或人字状（山药）。不规则分枝状团块无色，遇水合氯醛试液溶化；菌丝无色，直径为 4～6 μm（茯苓）。薄壁组织灰棕色至黑棕色，细胞多皱缩，内含棕色核状物（熟地黄）。草酸钙簇晶存在于无色薄壁细胞中，有时数个排列成行（牡丹皮）。果皮表皮细胞橙黄色，表面观类多角形，垂周壁连珠状增厚（酒萸肉）。薄壁细胞类圆形，有椭圆形纹孔，集成纹孔群；内皮层细胞垂周壁波状弯曲，较厚，木化，有稀疏细孔沟（泽泻）。

2. 酒萸肉的薄层色谱鉴别

（1）供试品溶液的制备

取供试品水丸 3 g、水蜜丸 4 g，研细；或取小蜜丸或大蜜丸 6 g，剪碎。加甲醇 25 mL，超声处理 30 min，过滤，滤液蒸干，残渣加水 20 mL 使溶解，用正丁醇-乙酸乙酯（1∶1）混合溶液振摇提取 2 次，每次 20 mL，合并提取液，用氨溶液（1→10）20 mL 洗涤，弃去氨液，正丁醇液蒸干，残渣加甲醇 1 mL 使溶解，作为供试品溶液。

（2）对照品溶液的制备

取莫诺苷对照品、马钱苷对照品，加甲醇制成每 1 mL 各含 2 mg 溶质的混合溶液，作为对照品溶液。

（3）测定

按照薄层色谱法（附录六）试验，吸取供试品溶液 5 μL、对照品溶液 2 μL，分别点于同一硅胶 G 薄层板上，以三氯甲烷-甲醇（3∶1）为展开剂，展开，取出，晾干，喷以 10% 硫酸乙醇溶液，在 105 ℃加热至斑点显色清晰，在紫外光（365 nm）下检视。供试品色谱中，在与对照品色谱相应的位置上，显相同颜色的荧光斑点。

3. 牡丹皮的薄层色谱鉴别

（1）供试品溶液的制备

取供试品水丸 4.5 g、水蜜丸 6 g，研细；或取小蜜丸或大蜜丸 9 g，剪碎，加硅藻土 4 g，研匀。加乙醚 40 mL，回流 1 h，过滤，滤液挥去乙醚，残渣加丙酮 1 mL 使溶解，作为供试品溶液。

（2）对照品溶液的制备

取丹皮酚对照品，加丙酮制成每1 mL含1 mg丹皮酚的溶液，作为对照品溶液。

（3）测定

按照薄层色谱法（附录六）试验，吸取上述两种溶液各10 μL，分别点于同一硅胶G薄层板上，以环己烷-乙酸乙酯（3∶1）为展开剂，展开，取出，晾干，喷以盐酸酸性5%三氯化铁乙醇溶液，加热至斑点显色清晰。供试品色谱中，在与对照品色谱相应的位置上，显相同颜色的斑点。

4.泽泻的薄层色谱鉴别

（1）供试品溶液的制备

取供试品水丸4.5 g，水蜜丸6 g，研细；或取小蜜丸或大蜜丸9 g，剪碎，加硅藻土4 g，研匀。加乙酸乙酯40 mL，加热回流20 min，放冷，过滤，滤液浓缩至约0.5 mL，作为供试品溶液。

（2）对照药材溶液的制备

取泽泻对照药材0.5 g，加乙酸乙酯40 mL，同法制成对照药材溶液。

（3）测定

按照薄层色谱法（附录六）试验，吸取上述两种溶液各5～10 μL，分别点于同一硅胶G薄层板上，以三氯甲烷-乙酸乙酯-甲酸（12∶7∶1）为展开剂，展开，取出，晾干，喷以10%硫酸乙醇溶液，在105 ℃加热至斑点显色清晰。供试品色谱中，在与对照药材色谱相应的位置上，显相同颜色的斑点。

（二）含量测定

1.对照品溶液的制备

取莫诺苷对照品、马钱苷对照品和丹皮酚对照品适量，精密称定，加50%甲醇制成每1 mL中含莫诺苷与马钱苷各20 μg、含丹皮酚45 μg的混合溶液，作为对照品溶液。

2.供试品溶液的制备

取水丸，研细，取约0.5 g，或取水蜜丸，研细，取约0.7 g，精密称定；或取小蜜丸或质量无差异的大蜜丸，剪碎，取约1 g，精密称定。置于具塞锥形瓶中，精密加入50%甲醇25 mL，密塞，称定质量，加热回流1 h，放冷，再称定质量，用50%甲醇补足减失的质量，摇匀，过滤，取续滤液，即得。

3.测定

按照高效液相色谱法（附录七），以十八烷基硅烷键合硅胶为填充剂，以乙腈为流动相A，以0.3%磷酸溶液为流动相B；按表12-1中的规定进行梯度洗脱；莫诺苷和马钱苷的检测波长为 240 nm，丹皮酚的检测波长为 274 nm；柱温为 40 ℃。理论板数按莫诺苷、马钱苷峰计算均应不低于 4000。分别精密吸取对照品溶液与供试品溶液各 10 μL，注入液相色谱仪，测定，即得。

表 12-1　六味地黄丸的梯度洗脱程序

时间/min	流动相 A/%	流动相 B/%
0～5	5→8	95→92
5～20	8	92
20～35	8→20	92→80
35～45	20→60	80→40
45～55	60	40

本品含酒萸肉以莫诺苷（$C_{17}H_{26}O_{11}$）和马钱苷（$C_{17}H_{26}O_{10}$）的总量计，水丸每 1 g 不得少于 0.9 mg；水蜜丸每 1 g 不得少于 0.75 mg；小蜜丸每 1 g 不得少于 0.50 mg；大蜜丸每丸不得少于 4.5 mg；含牡丹皮以丹皮酚（$C_9H_{10}O_3$）计，水丸每 1 g 不得少于 1.3 mg；水蜜丸每 1 g 不得少于 1.05 mg；小蜜丸每 1 g 不得少于 0.70 mg；大蜜丸每丸不得少于 6.3 mg。

【注意事项】

1. 选择中药制剂中各药味的显微鉴别特征时，要考虑选取的显微特征在复方中的专属性，选择容易观察、能互相区别、互不干扰，能表明该药味存在的显微特征作为鉴别依据。

2. 中药制剂显微鉴别时，需根据剂型的不同做适当处理后再制片进行显微观察。

3. 小蜜丸和大蜜丸加硅藻土研匀，目的在于吸附蜂蜜、分散样品。

4. 由于样品中的丹皮酚具有挥发性，故提取时需缓缓加热，低温回流。

五、思考题

1. 试述观察到的供试品中的显微特征，各代表何种中药材。

2. 中药制剂薄层色谱鉴别用的对照物有哪几种？简述它们的适用情况。

3. 高效液相色谱法测定马钱苷含量时，流动相中加入磷酸的作用是什么？

六、参考文献

[1] 国家药典委员会.中华人民共和国药典（2020年版）[M].北京：中国医药科技出版社，2020.

[2] 范国荣.药物分析实验指导[M].2版.北京：人民卫生出版社，2016.

【小贴士】

六味地黄丸

【处方】熟地黄160 g　　　　酒萸肉80 g　　　　牡丹皮60 g

山药80 g　　　　茯苓60 g　　　　泽泻60 g

【制法】以上六味，粉碎成细粉，过筛，混匀。用乙醇泛丸，干燥，制成水丸，或每100 g粉末加炼蜜35～50 g与适量的水，制丸，干燥，制成水蜜丸；或加炼蜜80～110 g制成小蜜丸或大蜜丸，即得。

【性状】本品为棕黑色的水丸、水蜜丸、棕褐色至黑褐色的小蜜丸或大蜜丸；味甜而酸。

【功能与主治】滋阴补肾。用于肾阴亏损，头晕耳鸣，腰膝酸软，骨蒸潮热，盗汗遗精，消渴。

（王兆彦）

实验十三　HPLC法测定大鼠血浆中
阿司匹林代谢产物水杨酸

一、目的与要求

1. 掌握血浆样品前处理方法。
2. 掌握HPLC法测定血浆中阿司匹林代谢产物水杨酸含量的方法和步骤。
3. 熟悉生物样品定量分析的方法学验证过程。

二、实验原理

阿司匹林（aspirin，ASP）又称乙酰水杨酸，作为解热镇痛药在临床应用已有百年历史，小剂量阿司匹林具有抗血小板聚集及抗血栓形成作用，近年来广泛用于缺血性心脏病的治疗。阿司匹林口服后在胃肠道的酸性或者弱碱性环境影响下以及血浆酯酶的作用下，迅速转化为活性代谢产物水杨酸（salicylic acid，SA）而起效，ASP的血浆半衰期大约为20 min，SA的血浆半衰期相对较长，约为3 h，因此在研究阿司匹林的药动学时，大多测定血浆中阿司匹林的代谢产物水杨酸的浓度。

生物样品采用色谱法进行测定时，常常选择内标法作为定量方法。内标物（Internal Standard，IS）的加入可以减小血浆样品前处理过程中待测物损失造成的误差，使检测结果更准确。内标物一般选择结构类似物，在前处理之前定量加到待测生物样品中，与待测组分一同进行完整的前处理过程。实验中以待测组分与内标物的峰面积比值对应浓度进行标准曲线绘制，进行定量分析。本实验选择苯甲酸作为内标物。待测药物和内标物的化学结构式见图13-1。

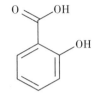
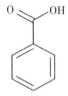

乙酰水杨酸化学式：$C_9H_8O_4$；
相对分子质量：180.16

水杨酸化学式：$C_7H_6O_3$；
相对分子质量：138.12

苯甲酸化学式：$C_7H_6O_2$；
相对分子质量：122.12

图13-1　待测药物和内标物的化学结构式

三、仪器与试药

1. 仪器

高效液相色谱仪，分析天平，离心机，涡旋混合器

2. 试药

阿司匹林肠溶片（规格：100 mg）；水杨酸对照品，苯甲酸对照品，甲醇，磷酸，高氯酸

四、实验步骤

（一）生物样品采集与保存

1. 肝素抗凝管

将12500 U的肝素用生理盐水稀释至10 mL（1→10）。取稀释后的肝素溶液0.1 mL置于5 mL试管中，转动试管，使肝素均匀涂布在试管内壁，于80～100 ℃干燥。

2. 给药与取血

健康Wistar大鼠，清洁级，♂，体重（190±10）g。给药前禁食8～12 h，口服给药阿司匹林肠溶片100 mg/kg，于给药后0.5 h、1 h、1.5 h、2 h、3 h、4 h、6 h、8 h、10 h、12 h眼眶静脉丛取血0.2 mL，置于抗凝试管中缓缓转动试管避免血液凝固，6500 r/min离心2 min，分离血浆。得到的血浆如不立即测定，保存在-20 ℃冰箱内待测。

（二）对照品溶液和内标溶液的制备

1. 水杨酸对照品溶液的制备

取水杨酸对照品约50 mg，精密称定，置于50 mL量瓶中，加甲醇溶解后

稀释成每1 mL约含有水杨酸1 mg的储备液，摇匀待用。精密量取储备液适量，用甲醇稀释制成浓度为5 μg/mL、10 μg/mL、20 μg/mL、40 μg/mL、100 μg/mL、200 μg/mL、400 μg/mL、600 μg/mL的系列对照品溶液。

2. 苯甲酸内标溶液的制备

取苯甲酸对照品约10 mg，精密称定，置于50 mL量瓶中，加甲醇溶解并稀释至刻度。精密量取5 mL，置于25 mL量瓶中，用甲醇稀释至刻度，摇匀，即得。

以上溶液均在4 ℃条件下冷藏。

（三）血浆样品前处理

取血浆样品200 μL置于离心管中（冷冻血浆样品需在冰水浴下解冻），依次加入20 μL内标溶液（40 μg/mL的苯甲酸溶液），混匀，加6%高氯酸溶液160 μL，涡旋混合1 min，6500 r/min离心5 min，取上清液20 μL进样分析。

（四）方法学验证

1. 专属性考察

取大鼠空白血浆、添加水杨酸对照品溶液的空白血浆、血浆样品，按"血浆样品前处理"项下依法处理后（空白血浆不加内标溶液），进行液相色谱分析，比较三者的色谱图谱，考察方法的专属性。必要时对色谱条件做适当调整。

2. 标准曲线制备

取大鼠空白血浆180 μL，置于离心管中，精密加入水杨酸系列对照品溶液各20 μL，涡旋混合，制成含有水杨酸浓度为0.5 μg/mL、1 μg/mL、2 μg/mL、4 μg/mL、10 μg/mL、20 μg/mL、40 μg/mL、60 μg/mL的标准血浆溶液，按照"血浆样品前处理"步骤进行操作，进样分析。以水杨酸血浆浓度为横坐标，以相应的水杨酸面积与内标物峰面积比值为纵坐标绘制标准曲线，推导回归方程。

准确度、精密度、最低定量限以及稳定性等按照生物样品定量分析方法验证指导原则（附录十一）进行。

（五）水杨酸血药浓度测定

1. 色谱条件

用十八烷基键合硅胶为固定相；流动相为甲醇-0.072%磷酸水溶液（55:45），流速：1.0 mL/min；检测波长：235 nm；柱温：35 ℃；进样量：20 μL。

2. 测定

取标准血浆样品测定，水杨酸与内标苯甲酸分离度符合规定，理论板数按水杨酸峰计算不得低于3000；将给药后不同时间点取得的大鼠血浆按照"血浆样品前处理"步骤进行操作，进样分析，记录色谱图，按内标法代入水杨酸血浆标准曲线中求得血药浓度。

【注意事项】

1. 由于水杨酸和苯甲酸均为弱酸，易发生解离，吸附在色谱柱上，故流动相中加入磷酸，抑制解离。

2. 对于血浆样品中水杨酸的高效液相色谱法测定，在建立分析方法及进行方法学评价的基础上，一个批次的实测样品分析，要求进行随行标准曲线制备与低、中、高三个浓度质控样品的测定，以确定实测样品结果的可信度。

六、思考题

生物样品除去血浆蛋白的方法有哪些？本实验采用了什么方法？

七、参考文献

[1] 施兵奇，刘增娟，杨秀岭，等.丁苯酞对阿司匹林在大鼠体内药动学的影响 [J].中国药房，2015，26（28）：3944-3946.

[2] 范国荣.药物分析实验指导 [M].北京：人民卫生出版社，2011.

[3] 姚同伟.体内药物分析 [M].杭州：浙江大学出版社，2011.

（刘晖）

实验十四 高效液相色谱-荧光法测定人尿液中氧氟沙星的浓度

一、目的与要求

1. 掌握氧氟沙星尿液样品的收集和预处理方法。
2. 熟悉氧氟沙星尿液样品的测定步骤。

二、实验原理

氧氟沙星（Ofloxacin）为喹诺酮类抗菌药，化学名为（±）-9-氟-2，3-二氢-3-甲基-10-（4-甲基-1-哌嗪基）-7-氧代-7H-吡啶并 [1，2，3-de] -1，4苯并哌唑基-6-羧酸。本品为白色或微黄色结晶性粉末；无臭、味苦；遇光渐变色；在三氯甲烷中略溶，在水或甲醇中微溶或极微溶解，在冰醋酸或氢氧化钠试液中易溶，在0.1 mol/L盐酸中溶解。氧氟沙星的化学结构式见图14-1。

内标物环丙沙星（Ciprofloxacin），化学名为1-环丙基-6-氟-1，4-氧代-7-（1-哌嗪基）-3-喹啉甲酸。环丙沙星的化学结构式见图14-2。

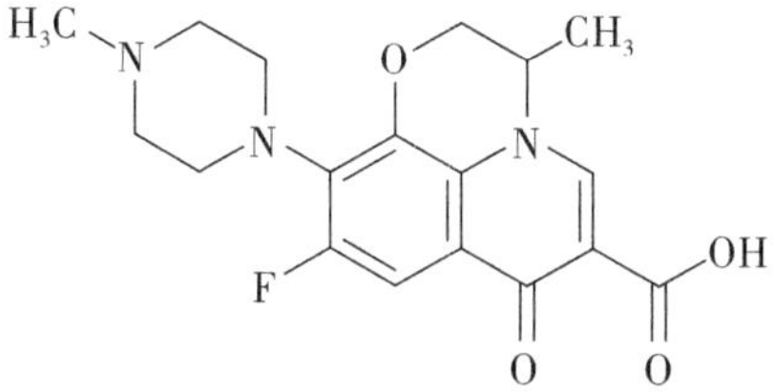

氧氟沙星化学式：$C_{18}H_{20}FN_3O_4$；
相对分子质量：361.37

图14-1 氧氟沙星化学结构式

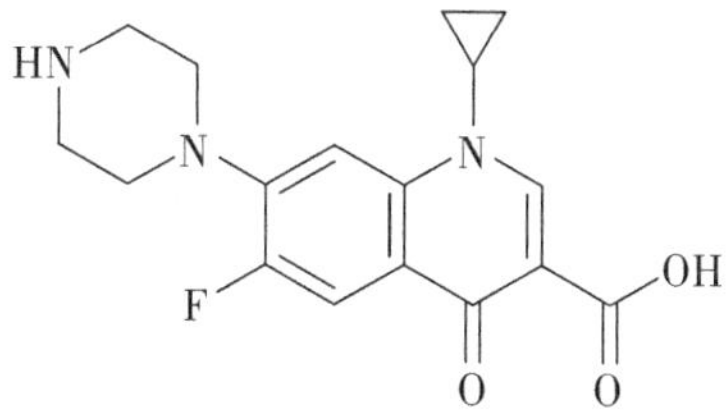

环丙沙星化学式：$C_{17}H_{18}FN_3O_3$；
相对分子质量：331.34

图14-2 环丙沙星化学结构式

尿液中药物浓度的测定可以计算药物的排泄量及排泄率，在某些缺乏严密医护条件不便于给药对象多次采血情况下，尿药排泄数据可以用来求算药动学参数；一般抗菌药物很容易通过尿液以原型药物形式排出，可以表征当时体内的药量。

本实验以环丙沙星为内标物，建立人尿液中氧氟沙星的高效液相色谱-荧光测定方法，氧氟沙星分子的共轭体系和刚性结构使其具有优异的荧光性能，可以采用荧光检测器检测。由于体内内源性物质能够产生荧光的可能性很小，因此，荧光检测可以有效地减小内源性物质的干扰，同时增加检测灵敏度，满足了体内药物分析干扰多、含量低的特点。

氧氟沙星具有酸、碱两性，在水溶液中发生解离，因此选择偏酸性的色谱条件可以有效地抑制其拖尾或者色谱峰对称性差的缺点，获得较好的色谱分离效果；由于尿液中浓度较大，可以采用直接稀释后离心的前处理方法，以获得适合于色谱分析的样品。

三、仪器与试药

1. 仪器
高效液相色谱仪（配荧光检测器），分析天平，离心机，超声波清洗器，涡旋混合器

2. 试药
氧氟沙星片（规格：0.1 g）；氧氟沙星对照品，环丙沙星对照品，甲酸，三氯乙酸，乙腈，甲醇

四、实验步骤

（一）生物样品采集与保存

给药与收集尿液　健康志愿受试者（签署知情同意书，并经医学伦理委员会审查同意）隔夜、禁食10 h，收集给药前的尿液作为空白对照；于实验当日晨单次空腹口服氧氟沙星1片（每片0.1 g），200 mL温开水送服。实验2 h后可适量饮水，4 h后进统一清淡午餐，分段收集给药后0～2 h、2～4 h、4～8 h、8～12 h、12～24 h尿液，准确测量体积，过滤，于-20 ℃冷冻保存，待测。

（二）对照品溶液制备

1. 氧氟沙星对照品溶液的制备
精密称取氧氟沙星对照品10 mg，置于100 mL量瓶中，用乙腈溶解，并稀

释制成每 1 mL 含 100 μg 氧氟沙星的储备液，精密量取储备液适量，用水稀释制成浓度分别为 100 ng/mL、200 ng/mL、500 ng/mL、1000 ng/mL、2000 ng/mL、3000 ng/mL、和 4000 ng/mL 的氧氟沙星系列对照品溶液。

2. 环丙沙星内标溶液的制备

精密称取环丙沙星对照品 10 mg，置于 100 mL 量瓶中，用水溶解并稀释至刻度。精密量取 1.0 mL，置于 100 mL 量瓶中，用水稀释至刻度，摇匀，即得。

以上溶液均在 4 ℃ 条件下冷藏。

（三）尿液样品前处理

取冷冻的尿液样品，在 37 ℃ 水浴下解冻，经适当稀释后（根据实测浓度调整稀释倍数，同时考察调整后的基质效应），精密吸取 500 μL，置于 2 mL 具塞离心管中，精密加入环丙沙星内标溶液 50 μL，再加 200 μL 10% 三氯乙酸混匀后高速离心，取上清液 20 μL 进行分析。

（四）方法学验证

1. 专属性考察

取人空白尿液、添加氧氟沙星标准溶液的空白尿样、健康志愿者口服氧氟沙星胶囊后的尿药，按"尿液样品前处理"项下自"取 1 mL 尿液样品"起，依法处理后（空白尿液不加内标溶液），分别进样液相色谱分析，比较三者色谱图谱，考察方法的专属性。必要时对色谱条件做适当调整。

2. 标准曲线制备

取空白尿液 450 μL，分别置于 10 mL 具塞离心管中，精密加入上述配制的氧氟沙星标准溶液 50 μL，得氧氟沙星浓度分别为 10 ng/mL、20 ng/mL、50 ng/mL、100 ng/mL、200 ng/mL 和 400 ng/mL 标准尿液样品。按"尿液样品前处理"步骤操作，自"精密加入环丙沙星内标溶液 50 μL"起，同法处理，进样 20 μL，记录色谱图。以氧氟沙星浓度为横坐标、氧氟沙星与内标的峰面积比值为纵坐标，求得的直线回归方程即为标准曲线。

3. 稀释效应

取空白尿液 450 μL，按"标准曲线制备"项下的方法，分别制成含有氧氟沙星浓度为 600 ng/mL、1500 ng/mL 和 3000 ng/mL 的高浓度药液样品，分别为高浓度质控样品的 2 倍、5 倍、10 倍。将上述溶液分别用空白尿液稀释 2 倍、5 倍和 10 倍，其中稀释 10 倍采用先 2 倍再 5 倍的逐级稀释方法，所得稀释尿液样品按照"尿液样品前处理"项下方法操作，进行分析获得峰面积，代入标准曲线求得稀释后浓度，再乘以相应的稀释倍数得到实测浓度。此浓度与配置浓度相比，以回收率形式表示稀释对准确度的影响，每个浓度进行3个样本分析，准确度应在85%~115%之间，RSD小于15%。

准确度、精密度、最低定量限以及稳定性等按照生物样品定量分析方法验证指导原则（附录十一）进行。

（五）氧氟沙星尿液浓度测定

1. 色谱条件与系统适用性试验

用十八烷基硅烷键合硅胶为填充剂；流动相为乙腈-甲醇-甲酸-水（6:12:0.5:81.5）；流速为1.0 mL/min；检测波长：激发波长（E_x）= 278 nm，发射波长（E_m）= 445 nm。取空白尿液样品和"标准曲线制备"项下标准尿液样品（100 ng/mL）分别测定，氧氟沙星与环丙沙星的分离度应符合规定，理论板数按氧氟沙星计算应不低于3000；空白尿液样品色谱中，氧氟沙星与内标位置应没有干扰峰。

2. 测定

取得含药尿液样品，按照"尿液样品前处理"步骤操作后进行分析，记录色谱图，按内标法，用标准曲线计算即得。

按公式（14-1）计算尿药累积排泄率：

$$排泄率(\%) = \frac{c \times V \times D}{S} \times 100\% \qquad (14\text{-}1)$$

式中：c 为测得的一段时间内的尿药浓度（ng/mL）；

V 为收集的尿液体积（mL）；

D 为尿液的稀释倍数；

S 为口服氧氟沙星的量（ng）。

【注意事项】

1. 尿液样品中细菌较多，收集的尿液样品若不立即测定，应放置在-20 ℃冷冻保存，测定前解冻。

2. 抗菌药肾排泄较多，因此尿液中的氧氟沙星浓度较大，为了适应色谱分析需要，将尿液进行逐级稀释，因此需要考察尿液稀释对定量准确度的影响，进行稀释效应的评价，凡是测定样品高出标准曲线上限，均应用相同的生物基质进行稀释并考察稀释效应。

3. 所用玻璃仪器均应以洗液洗涤，不得用肥皂或洗衣粉，以防带入荧光干扰物。

六、思考题

1. 尿样是如何收集和保存的?
2. 尿中药物浓度的测定主要用于哪些方面的研究?
3. 荧光检测器与紫外检测器相比有何优点? 在测定时应注意哪些条件?

七、参考文献

［1］范国荣.药物分析实验指导［M］.北京:人民卫生出版社,2011.
［2］姚同伟.体内药物分析［M］.杭州:浙江大学出版社,2011.

(刘晖)

实验十五　五子衍宗丸的HPLC特征图谱鉴别

一、目的与要求

1. 掌握采用高效液相色谱特征图谱鉴别五子衍宗丸的原理与方法。
2. 了解色谱指纹图谱的特点及其在中药质量控制中的作用与意义。

二、实验原理

五子衍宗丸是由枸杞子、菟丝子（炒）、覆盆子、五味子（蒸）、盐车前子五味中药制成的成方制剂。本品为棕褐色的水蜜丸、棕黑色的小蜜丸或大蜜丸；味甜、酸、微苦。

中药指纹图谱系指中药材、饮片、提取物或中间体、制剂等经适当处理后，采用色谱、光谱及其他分析手段得到的能够体现中药整体特性的图谱。中药指纹图谱技术目前被认为是中药质量控制的有效手段，它可对中药主要化学成分的种类、数量及相对含量进行宏观、综合和整体的分析表征，克服了现行单一有效成分或指标成分质控方法的片面性，符合中药整体用药特点。根据质量控制目的，可分为指纹图谱和特征图谱。指纹图谱是基于图谱的整体信息，用于中药质量的整体评价，确保其内在质量的均一和稳定。特征图谱是选取图谱中某些重要的特征信息，用于鉴别中药的真伪。

随着现代分析技术和信息技术的发展，指纹图谱技术日趋成熟，在中药质量控制中得以广泛应用。日本、美国FDA、印度草药典、英国草药典、欧共体草药质量指南以及WHO等均采用指纹图谱技术进行植物药（草药）的质量评价。中国国家药品监督管理局2000年发布"中药注射剂指纹图谱研究的技术要求"，首次将中药指纹图谱列入了药品管理法规。目前，《中国药典》（2020年版）在68个中药材、中药提取物和制剂的质量标准中采用指纹图谱技术来控制药品质量。

中药指纹图谱的建立内容包括指纹图谱分析方法的建立、指纹图谱方法认证、方法验证及数据处理和分析。目前，建立中药指纹图谱的分析方法很多，光谱法有红外光谱法（IR）、核磁共振波谱法（NMR）、X-射线衍射法（XRD）等；色谱法包括薄层色谱法（TLC）、气相色谱法（GC）、高效液相色谱法（HPLC）、毛细管电泳法（CE）以及色谱-质谱联用法等。《中国药典》主要采用HPLC和GC建立中药指纹图谱与特征图谱。

五子衍宗丸收载于《中国药典》（2020年版）一部，以HPLC特征图谱用于制剂处方多药味的鉴别。五子衍宗丸的HPLC特征图谱是以覆盆子对照药材与金丝桃苷、毛蕊花糖苷、山奈酚、五味子醇甲对照品（化学结构式见图15-1）为参照物，共有5个特征峰，其中峰1来源于覆盆子；峰2和峰4分别为金丝桃苷和山奈酚，来源于菟丝子；峰3为毛蕊花糖苷，来源于车前子；峰5为五味子醇甲，来源于五味子。特征图谱同时表征了五子衍宗丸中的菟丝子、覆盆子、车前子和五味子等4味中药，若结合枸杞子的薄层色谱鉴别，可实现五子衍宗丸中每味中药的鉴别，具有较好的专属性和整体鉴别性。五子衍宗丸的HPLC对照特征图谱见图15-2。

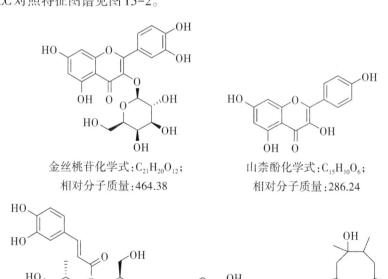

金丝桃苷化学式：$C_{21}H_{20}O_{12}$；
相对分子质量：464.38

山奈酚化学式：$C_{15}H_{10}O_6$；
相对分子质量：286.24

毛蕊花糖苷化学式：$C_{29}H_{36}O_{15}$
相对分子质量：624.59

五味子醇甲化学式：$C_{24}H_{32}O_7$
相对分子质量：432.50

图15-1　五子衍宗丸中4种指标成分的化学结构式

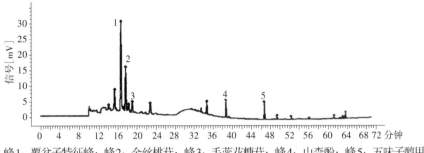

峰1：覆盆子特征峰；峰2：金丝桃苷；峰3：毛蕊花糖苷；峰4：山奈酚；峰5：五味子醇甲

图 15-2　五子衍宗丸的 HPLC 对照特征图谱

三、仪器与试药

1.仪器

高效液相色谱仪，分析天平，超声波清洗器

2.试药

五子衍宗丸；覆盆子对照药材，金丝桃苷对照品，毛蕊花糖苷对照品，山奈酚对照品，五味子醇甲对照品；硅藻土，甲醇，乙腈，磷酸

四、实验步骤

（一）参照物溶液的制备

取覆盆子对照药材 2.0 g，置于具塞锥形瓶中，加入 70% 甲醇 50 mL，超声处理 60 min，取出，放冷，摇匀，过滤，取续滤液，作为对照药材参照物溶液。另取金丝桃苷对照品、毛蕊花糖苷对照品、山奈酚对照品和五味子醇甲对照品适量，用 70% 甲醇制成每 1 mL 各含 25 µg 溶质的混合溶液，作为对照品参照物溶液。

（二）供试品溶液的制备

取本品水蜜丸，研细，取约 2 g；或取本品小蜜丸或大蜜丸适量，剪碎，取约 2.5 g，加入等量硅藻土，混匀，置于具塞锥形瓶中，加入 70% 甲醇 50 mL，超声处理 60 min，取出，放冷，摇匀，过滤，取续滤液，作为供试品溶液。

（三）测定

按照高效液相色谱法（附录七）测定。以十八烷基硅烷键合硅胶为填充剂；以乙腈–甲醇（10：1）为流动相A、0.4%磷酸溶液为流动相B，按表15-1中的规定进行梯度洗脱；检测波长为250 nm。理论板数按金丝桃苷峰计算应不低于5000。分别精密吸取参照物溶液与供试品溶液各5 μL，注入液相色谱仪，测定，即得。供试品特征图谱中应呈现5个特征峰，其中峰1应与对照药材参照物溶液主峰的保留时间一致，其余4个峰应分别与相应的对照品参照物溶液的保留时间一致，如图15-2所示。

表15-1　五子衍宗丸的梯度洗脱程序

时间/min	流动相A/%	流动相B/%
0～5	5→15	95→85
5～15	15→19	85→81
15～25	19→21	81→79
25～70	21→90	79→10

【注意事项】

1.五子衍宗丸具有水蜜丸、小蜜丸、大蜜丸等不同剂型，供试品取用量需根据剂型的不同而不同。

2.流动相须经0.45 μm滤膜过滤，并超声脱气10～20 min。

3.所有的样品溶液注入高效液相色谱仪前，均须经0.45 μm滤膜过滤。

4.样品分析前应进行空白梯度洗脱，以辨认溶剂杂质峰。

5.每次梯度洗脱后需用10～30倍柱体积的初始流动相冲洗色谱系统，使其达到充分平衡。

五、思考题

1.采用指纹图谱技术控制中药质量具有什么优点？

2.在供试品溶液制备过程中，溶剂提取前为什么要加入硅藻土？

3.用于中药指纹图谱和含量测定的供试品溶液，对于其制备方法的要求有何不同？

六、参考文献

［1］国家药典委员会.中华人民共和国药典（2020年版）［M］.北京：中国医药科技出版社，2020.

［2］董钰明.药物分析学［M］.北京：清华大学出版社，2018.

［3］祝明，陈碧莲，石上梅.中药指纹图谱技术在《中国药典》（2015年版）一部中的应用［J］.中国现代应用药学，2016，33（5）：611-614.

【小贴士】

1. 五子衍宗丸

【处方】枸杞子400 g、菟丝子（炒）400 g、覆盆子200 g、五味子（蒸）50 g、盐车前子100 g

【制法】以上五味，粉碎成细粉，过筛，混匀。每100 g粉末用炼蜜35～50 g和适量的水制丸，干燥，制成水蜜丸；或加炼蜜80～90 g制成小蜜丸或大蜜丸，即得。

【性状】本品为棕褐色的水蜜丸、棕黑色的小蜜丸或大蜜丸；味甜、酸、微苦。

【功能与主治】补肾益精。用于肾虚精亏所致的阳痿不育、遗精早泄、腰痛、尿后余沥。

2. 中药丸剂的类型

丸剂系指原料药物与适宜的辅料制成的球形或类球形固体制剂。中药丸剂包括蜜丸、水蜜丸、水丸、糊丸、蜡丸、浓缩丸和滴丸等。

蜜丸 系指饮片细粉以炼蜜为黏合剂制成的丸剂。其中每丸质量在0.5 g（含0.5 g）以上的称大蜜丸，每丸质量在0.5 g以下的称小蜜丸。

水蜜丸 系指饮片细粉以炼蜜和水为黏合剂制成的丸剂。

水丸 系指饮片细粉以水（或根据制法用黄酒、醋、稀药汁、糖液、含5%以下炼蜜的水溶液等）为黏合剂制成的丸剂。

糊丸 系指饮片细粉以米粉、米糊或面糊等为黏合剂制成的丸剂。

蜡丸 系指饮片细粉以蜂蜡为黏合剂制成的丸剂。

浓缩丸 系指饮片或部分饮片提取浓缩后，与适宜的辅料或其余饮片细粉，以水、炼蜜或炼蜜和水等为黏合剂制成的丸剂。根据所用黏合剂的不同，分为浓缩水丸、浓缩蜜丸和浓缩水蜜丸等。

滴丸 系指原料药物与适宜的基质加热熔融混匀，滴入不相混溶、互不作用的冷凝介质中制成的球形或类球形制剂。

（陈娟）

实验十六　高效液相色谱-质谱联用法测定阿胶中特征多肽的含量

一、目的与要求

1.掌握高效液相色谱-质谱联用法测定阿胶中特征多肽含量的原理与方法。
2.熟悉高效液相色谱-质谱联用仪的组成构件及操作。

二、实验原理

阿胶为马科动物驴 *Equus asinus* L.的干燥皮或鲜皮经煎煮、浓缩制成的固体胶。本品呈长方形块、方形块或丁状。棕色至黑褐色,有光泽。质硬而脆,断面光亮,碎片对光照视呈棕色半透明状。气微,味微甘。本品按干燥品计算,含特征多肽以驴源多肽 A_1（$C_{41}H_{68}N_{12}O_{13}$）和驴源多肽 A_2（$C_{51}H_{88}N_{18}O_{18}$）的总量计应不得少于0.15%。

阿胶是一种传统名贵中药,具有补血滋阴、润燥、止血的功效。由于阿胶需求量的不断增大以及驴皮原料供应量的不足,阿胶的掺伪造假问题日趋严重,存在生产过程中使用或掺入低价皮类,如猪皮、马皮、牛皮、羊皮等熬制阿胶的违法问题。

阿胶来源于驴皮,驴皮和猪皮、马皮、牛皮、羊皮一样,其主要成分是胶原蛋白,但不同物种的蛋白序列存在差异。胰蛋白酶可识别多肽链中的赖氨酸和精氨酸,因此,经胰蛋白酶酶切后,形成驴皮胶特异性的多肽,可作为检测指标用于阿胶的鉴别和含量测定。

为了严格控制阿胶的质量,《中国药典》（2015年版）以驴皮的特征多肽为指标,采用高效液相色谱-质谱联用法其进行鉴别,要求以质荷比（*m/z*）539.8（双电荷）→ 612.4和 *m/z* 539.8（双电荷）→ 923.8 离子对提取的供试品离子流色谱中,应同时呈现与阿胶对照药材色谱保留时间一致的色谱峰。《中国药典》（2020年版）又增加了阿胶特征多肽的含量测定。

高效液相色谱-质谱联用技术是将高效液相色谱仪与质谱仪通过适当的接口组件进行连接，辅以相应的数据采集与控制系统构建而成的一种联用技术。它将色谱的高分离能力和质谱的高选择性、高灵敏度以及能提供相对分子质量和结构信息的优点结合起来，实现对复杂样品更为准确的定性和定量分析。其工作原理是样品中各组分经高效液相色谱仪分离后经适当的接口被导入质谱仪，在离子源中电离成带电离子，上述带电离子在光学系统作用下，汇聚成有一定几何形状和一定能量的离子束，进入质量分析器，按质荷比分离，经检测器检测，最后由计算机处理得到碎片离子组成的单一组分的质谱图。高效液相色谱-质谱联用仪的基本组成构件如图16-1所示。

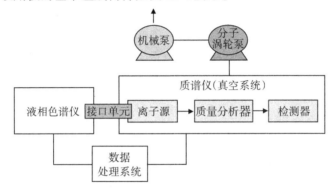

图16-1　高效液相色谱-质谱联用仪的基本组成构件

三、仪器与试药

1.仪器

高效液相色谱-三重四极杆质谱联用仪，分析天平，超声波清洗器

2.试药

阿胶；驴源多肽 A_1 对照品，驴源多肽 A_2 对照品；胰蛋白酶（序列分析级），1%碳酸氢铵溶液，乙腈，甲酸

四、实验步骤

（一）对照品溶液的制备

取驴源多肽 A_1 对照品、驴源多肽 A_2 对照品适量，精密称定，加1%碳酸氢

铵溶液分别制成每1 mL含2.5 μg溶质的混合溶液，即得。

（二）供试品溶液的制备

取本品粉末0.1 g，精密称定，置于50 mL量瓶中，加1%碳酸氢铵溶液40 mL，超声处理（功率250 W，频率40 kHz）30 min，加1%碳酸氢铵溶液稀释至刻度，摇匀。精密量取1 mL至5 mL量瓶中，加胰蛋白酶溶液（取序列分析级胰蛋白酶，加1%碳酸氢铵溶液制成每1 mL中含1 mg的溶液，临用前新制）1 mL，加1%碳酸氢铵溶液稀释至刻度，摇匀，37 °C恒温酶解12 h，过滤，取续滤液，即得。

（三）测定

按照高效液相色谱-质谱法（附录七和ChP2020通则0431）测定。以十八烷基硅烷键合硅胶为填充剂（色谱柱内径2.1 mm）；以乙腈为流动相A，以0.1%甲酸溶液为流动相B，按表16-1中的规定进行梯度洗脱，流速为0.3 mL/min。采用三重四极杆质谱检测器，电喷雾离子化（ESI）正离子模式下多反应监测（MRM），监测离子对见表16-2。理论板数按驴源多肽A₁峰计算应不低于4000。

液相色谱-质谱联用仪的使用

扫一扫，观看操作视频

精密量取对照品溶液1 mL、2 mL、5 mL、10 mL、20 mL和25 mL，分别置于50 mL量瓶中，加1%碳酸氢铵溶液稀释至刻度，制成标准曲线溶液。分别精密吸取不同浓度的标准曲线溶液与供试品溶液各5 μL，注入高效液相色谱-质谱联用仪，以对照品峰面积为纵坐标、对照品浓度为横坐标制备标准曲线。从标准曲线读出供试品溶液中相当于驴源多肽A₁和驴源多肽A₂的量，计算，即得。

表16-1　阿胶的梯度洗脱程序

时间/min	流动相A/%	流动相B/%
0~25	5 → 20	95 → 80
25~40	20 → 50	80 → 50

表16-2　MRM定量离子对和定性离子对

测定成分	定量离子对(m/z)	定性离子对(m/z)
驴源多肽A₁	469.25（双电荷）→ 712.30	469.25（双电荷）→ 783.40
驴源多肽A₂	618.35（双电荷）→ 779.40	618.35（双电荷）→ 850.40

【注意事项】

1. 流动相须经0.22 μm滤膜过滤。

2. 所有的样品溶液注入高效液相色谱-质谱联用仪前，均须经0.22 μm滤膜过滤。

3. 注意避免使用不挥发的缓冲液以及含磷和氯的缓冲液。

4. 若使用4.6 mm内径的色谱柱，要求柱后分流。

5. 质谱条件要进行优化，优化参数因仪器而不同。

6. 质谱分析灵敏度高，但也容易受到样品残留、试剂、杂质等干扰，因此操作过程中要防止引入干扰成分。

五、思考题

1. 质谱扫描的类型有哪几种？采用多反应监测进行含量测定的优点是什么？

2. 流动相中加入甲酸的目的是什么？

3. 如何优化质谱条件？哪些是关键参数？

六、参考文献

[1] 国家药典委员会. 中华人民共和国药典（2020年版）[M].北京：中国医药科技出版社，2020.

[2] 董钰明.药物分析学 [M].北京：清华大学出版社，2018.

（陈娟）

实验十七　复方乙酰水杨酸片的含量测定

一、目的与要求

1. 掌握容量分析法测定复方乙酰水杨酸片含量的基本原理和基本操作。
2. 掌握化学药物制剂的含量表示方法及含量计算。
3. 了解化学药物制剂分析的特点。

二、实验原理

　　复方乙酰水杨酸片为白色片。本品每片中含乙酰水杨酸（$C_9H_8O_4$）与非那西丁（$C_{10}H_{13}NO_2$），均应为标示量的95.0%～105.0%；含咖啡因（$C_8H_{10}N_4O_2 \cdot H_2O$），应为标示量的90.0%～110.0%。复方乙酰水杨酸片中3种主成分的化学结构式如图17-1所示。

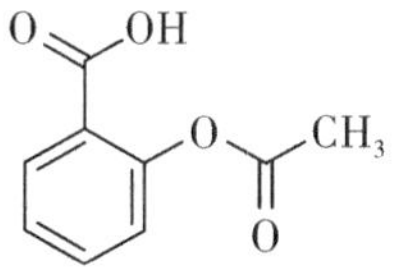

乙酰水杨酸化学式：$C_9H_8O_4$；
相对分子质量：180.16

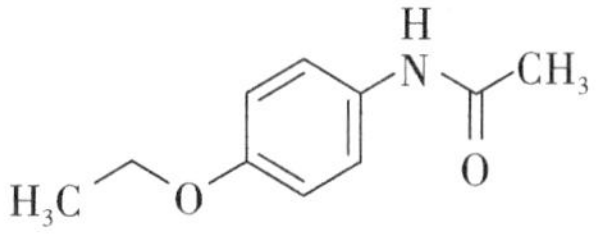

非那西丁化学式：$C_{10}H_{13}NO_2$；
相对分子质量：179.22

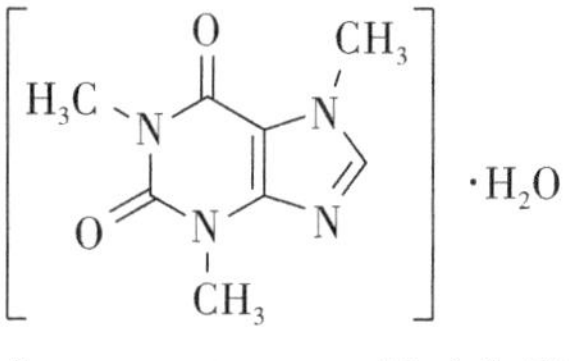

咖啡因化学式：$C_8H_{10}N_4O_2 \cdot H_2O$；相对分子质量：212.21

图17-1　复方乙酰水杨酸片中3种主成分的化学结构式

复方乙酰水杨酸片中含有乙酰水杨酸、非那西丁和咖啡因三种主成分，各成分之间性质差异较大，需采用不同的容量分析方法测定，并同时要考虑成分之间的相互干扰。

乙酰水杨酸为芳酸类药物，分子结构中具有游离羧基而具有较强的酸性，可在中性乙醇或甲醇等水溶性有机溶剂中，以酚酞、酚红或酚磺酞为指示剂，用氢氧化钠滴定液直接滴定。反应原理如图17-2所示。

非那西丁为酰苯胺类药物，分子结构中的芳酰胺基在酸性溶液中可水解游离出芳伯胺基，在酸性溶液中与亚硝酸钠定量发生重氮化反应，生成重氮盐，可用亚硝酸钠滴定法测定含量。反应原理如图17-3所示。

咖啡因为黄嘌呤类生物碱，分子结构中虽含有四个氮原子，但两个氮原子受到邻位羰基吸电子基团酰胺键p-π共轭的影响，几乎不显碱性，pK_b为14.15，不易与酸结合成盐，因此，不能采用酸碱滴定法测定，但可利用其在酸性条件下与过量的碘定量反应，生成沉淀，剩余的碘用硫代硫酸钠滴定从而求得咖啡因含量。反应原理如图17-4所示。

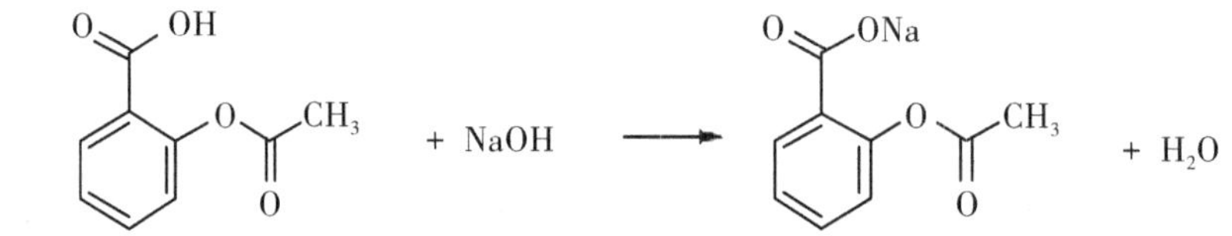

图17-2　乙酰水杨酸与氢氧化钠的反应

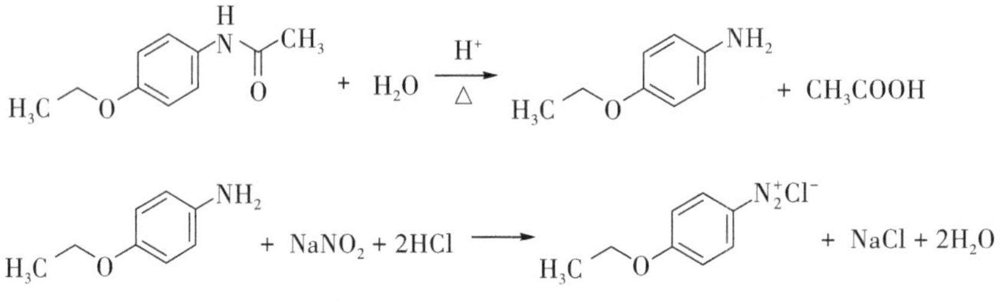

图17-3　非那西丁的水解及重氮化反应

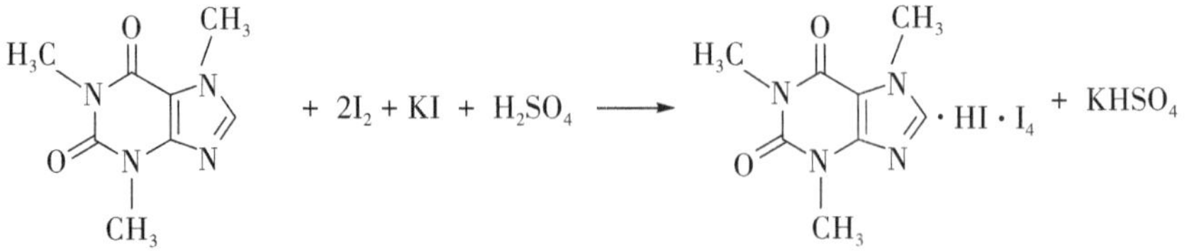

$$I_2 + 2Na_2S_2O_3 \longrightarrow 2NaI + Na_2S_4O_6$$

图17-4　咖啡因含量测定原理

三、仪器与试药

1. 仪器
分析天平，滴定管
2. 试药
氢氧化钠滴定液（0.1 mol/L），亚硝酸钠滴定液（0.1 mol/L），碘滴定液（0.1 mol/L），硫代硫酸钠滴定液（0.05 mol/L）；酚酞指示液，淀粉指示液，三氯甲烷，中性乙醇，盐酸（1→2），溴化钾，稀硫酸

四、实验步骤

取本品20片，精密称定，研细，备用。

（一）乙酰水杨酸的含量测定

精密称取上述细粉适量（约相当于乙酰水杨酸0.4 g），置于分液漏斗中，加水 15 mL，摇匀，用三氯甲烷振摇提取 4 次（20 mL、10 mL、10 mL、10 mL），三氯甲烷提取液用同一份水 10 mL 洗涤，合并三氯甲烷提取液，置于水浴上蒸干，残渣加中性乙醇（对酚酞指示液显中性）20 mL溶解后，加酚酞指示液 3 滴，用氢氧化钠滴定液（0.1mol/L）滴定。每 1 mL 氢氧化钠滴定液（0.1 mol/L）相当于18.02 mg 的 $C_9H_8O_4$。

（二）非那西丁的含量测定

精密称取上述细粉适量（约相当于非那西丁0.3 mg），置于锥形瓶中，加稀硫酸25 mL，缓缓加热回流40 min，放冷至室温，将析出的水杨酸过滤，滤渣与锥形瓶用盐酸（1→2）40 mL，分数次洗涤，每次5 mL，合并滤液与洗液，加溴化钾3 g溶解后，按照永停滴定法（ChP2020通则0701），用亚硝酸钠滴定液（0.1mol/L）滴定。每1 mL亚硝酸钠滴定液（0.1mol/L）相当于17.92 mg的 $C_{10}H_{13}NO_2$。

（三）咖啡因的含量测定

精密称取上述细粉适量（约相当于咖啡因50 mg），加稀硫酸5 mL，振摇数分钟使咖啡因溶解，过滤，滤液置于50 mL容量瓶中，滤器与滤渣用水洗涤3次，每次5 mL，合并滤液与洗液，精密加碘滴定液（0.1 mol/L）25 mL，用

水稀释至刻度，摇匀，在约25 ℃避光放置15 min，用干燥滤纸过滤，精密量取续滤液25 mL，置于碘量瓶中，用硫代硫酸钠滴定液（0.05 mol/L）滴定，至近终点时，加淀粉指示液2 mL，继续滴定至蓝色消失，并将滴定的结果用空白试验校正。每1 mL碘滴定液（0.05 mol/L）相当于2.653 mg的$C_8H_{10}N_4O_2 \cdot H_2O$。

【注意事项】

1. 中性乙醇制备（取乙醇适量，加酚酞指示液3滴，滴加氢氧化钠溶液使显粉红色）时，氢氧化钠不能过量，否则会对实验结果造成影响。

2. 用氢氧化钠滴定液滴定时，滴定应在不断振摇下快速进行，以防止局部氢氧化钠浓度过大或滴定时间过长，造成乙酰水杨酸水解。

3. 实际碘滴定液的浓度为0.1 mol/L，而滴定度是按照碘滴定液浓度0.05 mol/L给出的，计算时要注意换算。

五、思考题

1. 乙酰水杨酸的含量测定时，为什么使用中性乙醇？

2. 用硫代硫酸钠滴定液滴定时，为什么淀粉指示液要在滴定至近终点时加入？

2. 测定乙酰水杨酸、非那西丁、咖啡因含量时，各自的取样量如何计算？

六、参考文献

[1] 国家药典委员会.中华人民共和国药典（1985年版）[M].北京：中国医药科技出版社，1985.

[2] 董钰明.药物分析学 [M].北京：清华大学出版社，2018.

（陈娟）

附录一　实验所需试剂

一、试液

甲醛试液　可取用"甲醛溶液"。

亚硝酸钠乙醇试液　取亚硝酸钠 5 g，加 60% 乙醇使溶解成 1000 mL，即得。

氢氧化钠试液　取氢氧化钠 4.3 g，加水使溶解成 100 mL，即得。

碱性酒石酸铜试液　（1）取硫酸铜结晶 6.93 g，加水使溶解成 100 mL。（2）取酒石酸钾钠结晶 34.6 g 与氢氧化钠 10 g，加水使溶解成 100 mL。用时将两液等量混合，即得。

碱性 β-萘酚试液　取 β-萘酚 0.25 g，加氢氧化钠溶液（1 → 10）10 mL 使溶解，即得。本液应临用新制。

浓氨试液　可取浓氨溶液应用。

铜吡啶试液　取硫酸铜 4 g，加水 90 mL 溶解后，加吡啶 30 mL，即得。本液应临用新制。

硝酸银试液　可取用硝酸银滴定液（0.1 mol/L）。

碘试液　可取用碘滴定液（0.05 mol/L）。

硫代乙酰胺试液　取硫代乙酰胺 4 g，加水使溶解成 100 mL，置于冰箱中保存。临用前取混合液（由 1 mol/L 氢氧化钠溶液 15 mL、水 5.0 mL 及甘油 20 mL 组成）5.0 mL，加上述硫代乙酰胺溶液 1.0 mL，置于水浴上加热 20 s，冷却，立即使用。

硫酸铜试液　取硫酸铜 12.5 g，加水使溶解成 100 mL，即得。

稀盐酸　取盐酸 234 mL，加水稀释至 1000 mL，即得。本液含 HCl 应为 9.5%～10.5%。

稀硫酸　取硫酸 57 mL，加水稀释至 1000 mL，即得。本液含 H_2SO_4 应为

9.5%～10.5%。

稀硝酸　取硝酸105 mL，加水稀释至1000 mL，即得。本液含HNO_3应为9.5%～10.5%。

碘化铋钾试液　取次硝酸铋0.85 g，加冰醋酸10 mL与水40 mL溶解后，加碘化钾溶液（4→10）20 mL，摇匀，即得。

碘化钾试液　取碘化钾16.5 g，加水使溶解成100 mL，即得。本液应临用新制。

溴化钾溴试液　取溴30 g与溴化钾30 g，加水使溶解成100 mL，即得。

酸性氯化亚锡试液　取氯化亚锡20 g，加盐酸使溶解成50 mL，过滤，即得。本液配成3个月后即不适用。

碳酸钠试液　取一水合碳酸钠12.5 g或无水碳酸钠10.5 g，加水使溶解成100 mL，即得。

二、试纸

溴化汞试纸　取滤纸条浸入乙醇制溴化汞试液中，1 h后取出，在暗处干燥，即得。

三、指示液

酚酞指示液　取酚酞1 g，加乙醇100 mL使溶解，即得。变色范围pH8.3～10.0（无色→红）。

淀粉指示液　取可溶性淀粉0.5 g，加水5 mL搅匀后，缓缓倾入100 mL沸水中，随加随搅拌，继续煮沸2 min，放冷，倾取上层清液，即得。本液应临用新制。

四、缓冲液

枸橼酸-磷酸氢二钠缓冲液（pH 4.0）　甲液：取枸橼酸21 g或无水枸橼酸19.2 g，加水使溶解成1000 mL，置于冰箱内保存。乙液：取磷酸氢二钠71.63 g，加水使溶解成1000 mL。取上述甲液61.45 mL与乙液38.55 mL混合，摇匀，即得。

醋酸盐缓冲液（pH 3.5）　取醋酸铵25 g，加水25 mL溶解后，加7 mol/L盐酸38 mL，用2 mol/L盐酸或5 mol/L氨溶液准确调节pH值至3.5（电位法指示），用水稀释至100 mL，即得。

五、滴定液

亚硝酸钠滴定液（0.1 mol/L）

$NaNO_2$的相对分子质量为69.00　　6.900 g → 1000 mL

【配制】取亚硝酸钠7.2 g，加无水碳酸钠（Na_2CO_3）0.10 g，加水适量使溶解成1000 mL，摇匀。

【标定】取在120 ℃干燥至恒重的基准对氨基苯磺酸约0.5 g，精密称定，加水30 mL与浓氨试液3 mL，溶解后，加盐酸（1→2）20 mL，搅拌，在30 ℃以下用本液迅速滴定，滴定时将滴定管尖端插入液面下约2/3处，随滴随搅拌；至近终点时，将滴定管尖端提出液面，用少量水洗涤尖端，洗液并入溶液中，继续缓缓滴定，用永停滴定法（通则0701）指示终点。每1 mL亚硝酸钠滴定液（0.1 mol/L）相当于17.32 mg的对氨基苯磺酸。根据本液的消耗量与对氨基苯磺酸的取用量，算出本液浓度，即得。

如需用亚硝酸钠滴定液（0.05 mol/L）时，可取亚硝酸钠滴定液（0.1 mol/L）加水稀释制成。必要时标定浓度。

【贮藏】置于玻璃塞的棕色玻瓶中，密闭保存。

氢氧化钠滴定液（0.1 mol/L）

$NaOH$的相对分子质量为40.00　　4.000 g → 1000 mL

【配制】取氢氧化钠适量，加水振摇使溶解成饱和溶液，冷却后，置于聚乙烯塑料瓶中，静置数日，澄清后备用。

取澄清的氢氧化钠饱和溶液5.6 mL，加新沸过的冷水使成1000 mL，摇匀。

【标定】取在105 ℃干燥至恒重的基准邻苯二甲酸氢钾约0.6 g，精密称定，加新沸过的冷水50 mL，振摇，使其尽量溶解；加酚酞指示液2滴，用本液滴定；在接近终点时，应使邻苯二甲酸氢钾完全溶解，滴定至溶液显粉红色。每1 mL氢氧化钠滴定液（0.1 mol/L）相当于20.42 mg的邻苯二甲酸氢钾。根据本液的消耗量与邻苯二甲酸氢钾的取用量，算出本液的浓度，即得。

【贮藏】置于聚乙烯塑料瓶中，密封保存；塞中有2孔，孔内各插入玻璃管1支，一管与钠石灰管相连，一管供吸出本液使用。

硝酸银滴定液（0.1 mol/L）

$AgNO_3$的相对分子质量为169.87　　16.99 g → 100 mL

【配制】取硝酸银17.5 g，加水适量使溶解成1000 mL，摇匀。

【标定】取在110 ℃干燥至恒重的基准氯化钠约0.2 g，精密称定，加水

50 mL使溶解，再加糊精溶液（1→50）5 mL、碳酸钙0.1 g与荧光黄指示液8滴，用本液滴定至浑浊液由黄绿色变为微红色。每1 mL硝酸银滴定液（0.1 mol/L）相当于5.844 mg的氯化钠。根据本液的消耗量与氯化钠的取用量，算出本液的浓度，即得。

如需用硝酸银滴定液（0.01 mol/L）时，可取硝酸银滴定液（0.1 mol/L）在临用前加水稀释制成。

【贮藏】置于具玻璃塞的棕色玻瓶中，密闭保存。

硫代硫酸钠滴定液（0.05 mol/L）

$Na_2S_2O_3 \cdot 5H_2O$ 的相对分子质量为248.19　12.41 g→1000 mL

【配制】取硫代硫酸钠13 g与无水碳酸钠0.10 g，加新沸过的冷水适量使溶解并稀释至1000 mL，摇匀，放置1个月后过滤。或取硫代硫酸钠滴定液（0.1 mol/L）加新沸过的冷水稀释制成。

【标定】取在120 ℃干燥至恒重的基准重铬酸钾约75 mg，精密称定，置于碘瓶中，加水50 mL使溶解，加碘化钾2.0 g，轻轻振摇使溶解，加稀硫酸40 mL，摇匀，密塞；在暗处放置10 min后，加水250 mL稀释，用本液滴定至近终点时，加淀粉指示液3 mL，继续滴定至蓝色消失而显亮绿色，并将滴定的结果用空白试验校正。每1 mL硫代硫酸钠滴定液（0.05 mol/L）相当于2.452 mg的重铬酸钾。根据本液的消耗量与重铬酸钾的取用量，算出本液的浓度，即得。

室温在25 ℃以上时，应将反应液及稀释用水降温至约20 ℃。

碘滴定液（0.05 mol/L）

I_2 的相对分子质量为253.81　12.69 g→1000 mL

【配制】取碘13.0 g，加碘化钾36 g与水50 mL溶解后，加盐酸3滴与水适量使成1000 mL，摇匀，用垂熔玻璃滤器过滤。

【标定】精密量取本液25 mL，置于碘瓶中，加水100 mL与盐酸（9→100）1 mL，轻摇混匀，用硫代硫酸钠滴定液（0.1 mol/L）滴定至近终点时，加淀粉指示液2 mL，继续滴定至蓝色消失。根据硫代硫酸钠滴定液（0.1 mol/L）的消耗量，算出本液的浓度，即得。

【贮藏】置于具玻璃塞的棕色玻瓶中，密闭，在凉处保存。

附录二　旋光度测定法

　　平面偏振光通过含有某些光学活性化合物的液体或溶液时，能引起旋光现象，使偏振光的平面向左或向右旋转。旋转的度数，称为旋光度。在一定波长与温度下，偏振光透过每 1 mL 含有 1 g 旋光性物质的溶液且光路为 1 dm 长时，测得的旋光度称为比旋度。比旋度（或旋光度）可以用于鉴别或检查光学活性药品的纯杂程度，亦可用于测定光学活性药品的含量。

　　在空间上不能重叠，互为镜像关系的立体异构体称为对映体。手性物质的对映异构体之间，除了使平面偏振光发生偏转的程度相同而方向相反之外，在非手性环境中的理化性质相同。生物大分子（如酶、生物受体等）通常为手性物质，总是表现出对一种对映体的立体选择性，因此，对映体可在药理学与毒理学方面有差异。来源于自然界的物质，例如氨基酸、蛋白质、生物碱、抗体、糖苷、糖等，大多以对映体的形式存在。外消旋体一般由等量的对映异构体构成，旋光度净值为零，其物理性质也可能与其对映体不同。

　　最常用的光源是采用钠灯在可见光区的 D 线（589.3 nm），但也使用较短的波长，如光电偏振计使用滤光片得到汞灯波长约为 578 nm、546 nm、436 nm、405 nm 和 365 nm 处的最大透射率的单色光，其具有更高的灵敏度，可用于较低被测化合物的浓度。还有一些其他光源，如带有适当滤光器的氙灯或卤钨灯。

　　除另有规定外，本法系采用钠光谱的 D 线（589.3 nm）测定旋光度，测定管长度为 1 dm（如使用其他管长，应进行换算），测定温度为 20 ℃。用读数至 0.01°并经过检定的旋光计。

　　旋光度测定一般应在溶液配制后 30 min 内进行。测定旋光度时，将测定管用供试液体或溶液（取固体供试品，按各品种项下的方法制成）冲洗数次，缓缓注入供试液体或溶液适量（注意勿使发生气泡），置于旋光计内检测读数，即得供试液的旋光度。使偏振光向右旋转者（顺时针方向）为右旋，以"+"符号表示；使偏振光向左旋转者（逆时针方向）为左旋，以"-"符号表示。用同法读取旋光度 3 次，取 3 次的平均数，按照下列公式计算，即得供试品的比旋度。

对液体供试品 $[\alpha]_D^t = \dfrac{\alpha}{ld}$

对固体供试品 $[\alpha]_D^t = \dfrac{100\alpha}{lc}$

式中：$[\alpha]$ 为比旋度；

D 为钠光谱的 D 线；

t 为测定时的温度，℃；

l 为测定管长度，dm；

α 为测得的旋光度；

d 为液体的相对密度；

c 为每100 mL 溶液中含有被测物质的质量（按干燥品或无水物计算）。

旋光计的检定，可用标准石英旋光管进行，读数误差应符合规定。

【注意事项】

1. 每次测定前应以溶剂做空白校正，测定后，再校正1次，以确定在测定时零点有无变动；如第2次校正时发现旋光度差值超过 ± 0.01，表明零点有变动，则应重新测定旋光度。

2. 配制溶液及测定时，均应调节温度至20.0 ℃±0.5 ℃（或各品种项下规定的温度）。

3. 供试的液体或固体物质的溶液应充分溶解，供试液应澄清。

4. 物质的旋光度与测定光源、测定波长、溶剂、浓度和温度等因素有关。因此，表示物质的旋光度时应注明测定条件。

5. 当已知供试品具有外消旋作用或旋光转化现象时，则应相应地采取措施，对样品制备的时间以及将溶液装入旋光管的间隔测定时间进行规定。

附录三 折光率测定法

光线自一种透明介质进入另一种透明介质时，光线由于在两种介质中的传播速度不同，在两种介质的平滑界面上发生折射。常用的折光率系指光线在空气中进行的速度与在供试品中进行速度的比值。根据折射定律，折光率是光线入射角的正弦与折射角的正弦的比值，即

$$n = \frac{\sin i}{\sin r}$$

式中：n 为折光率；

$\sin i$ 为光线入射角的正弦；

$\sin r$ 为光线折射角的正弦。

物质的折光率因温度或入射光波长的不同而改变，透光物质的温度升高，折光率变小；入射光的波长越短，折光率越大。折光率以 n_D^t 表示，D 为钠光谱的 D 线，t 为测定时的温度。测定折光率可以区别不同的油类或检查某些药品的纯杂程度。

本法系采用钠光谱的 D 线（589.3 nm）测定供试品相对于空气的折光率（如用阿贝折光计，可用白光光源），除另有规定外，供试品温度为 20 ℃。

测定用的折光计须能读数至 0.0001，测量范围为 1.3～1.7，如用阿贝折光计或与其相当的仪器，测定时应调节温度至 20 ℃±0.5 ℃（或各品种项下规定的温度），测量后再重复读数 2 次，3 次读数的平均值即为供试品的折光率。

测定前，折光计读数应使用校正用棱镜或水进行校正，水的折光率 20 ℃时为 1.3330，25 ℃时为 1.3325，40 ℃时为 1.3305。

附录四　电位滴定法与永停滴定法

电位滴定法与永停滴定法是容量分析中用于确定终点或选择核对指示剂变色域的方法。选用适当的电极系统可以做氧化还原法、中和法（水溶液或非水溶液）、沉淀法、重氮化法和水分测定法第一法等的终点指示。

电位滴定法选用两支不同的电极：一支为指示电极，其电极电位随溶液中被分析成分离子浓度的变化而变化；另一支为参比电极，其电极电位固定不变。在到达滴定终点时，因被分析成分的离子浓度急剧变化而引起指示电极的电位突减或突增，此转折点称为突跃点。

永停滴定法采用两支相同的铂电极，当在电极间加一低电压（例如50 mV）时，若电极在溶液中极化，则在未到滴定终点时，仅有很小电流通过或无电流通过；但当到达终点时，滴定液略有过剩，使电极去极化，溶液中即有电流通过，电流计指针突然偏转，不再回复。反之，若电极由去极化变为极化，则电流计指针从有偏转回到零点，也不再变动。

一、仪器装置

电位滴定可用电位滴定仪、酸度计或电位差计，永停滴定可用永停滴定仪或按下图装置。

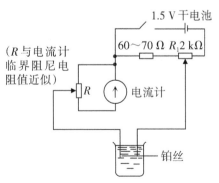

图附四-1　永停滴定装置

电流计的灵敏度除另有规定外，测定水分时用 10^{-5}A/格，重氮化法用 10^{-9}A/格。所用电极可按下表选择。

方法	电极系统	说明
水溶液氧化还原法	铂-饱和甘汞	铂电极用加有少量三氯化铁的硝酸或用铬酸清洁液浸洗。
水溶液中和法	玻璃-饱和甘汞	饱和甘汞电极套管内装氯化钾的饱和无水甲醇溶液。玻璃电极用过后应立即清洗并浸在水中保存。
非水溶液中和法	玻璃-饱和甘汞	
水溶液银量法	银-玻璃 银-硝酸钾盐桥-饱和甘汞	银电极可用稀硝酸迅速浸洗。
—C≡CH中氢置换法	玻璃-硝酸钾盐桥-饱和甘汞	
硝酸汞电位滴定法	铂-汞-硫酸亚汞	铂电极可用10%硫代硫酸钠溶液浸泡后用水清洗。汞-硫酸亚汞电极可用稀硝酸浸泡后用水清洗。
永停滴定法	铂-铂	铂电极用加有少量三氯化铁的硝酸或用铬酸清洁液浸洗。

二、滴定法

（一）电位滴定法

将盛有供试品溶液的烧杯置于电磁搅拌器上，浸入电极，搅拌，并自滴定管中分次滴加滴定液；开始时可每次加入较多的量，搅拌，记录电位；至将近终点前，则应每次加入少量，搅拌，记录电位；至突跃点已过，仍应继续滴加几次滴定液，并记录电位。

滴定终点的确定：滴定终点的确定分为作图法和计算法两种。作图法是以指示电极的电位（E）为纵坐标、以滴定液体积（V）为横坐标，绘制滴定曲线，以滴定曲线的陡然上升或下降部分的中点或曲线的拐点为滴定终点。根据实验得到的 E 值与相应的 V 值，依次计算一级微商 $\Delta E/\Delta V$（相邻两次的电位差与相应滴定液体积差之比）和二级微商 $\Delta^2 E/\Delta V^2$（相邻 $\Delta E/\Delta V$ 值间的差与相应滴定液体积差之比）值，将测定值（E，V）和计算值列表。再将计算值 $\Delta E/\Delta V$ 或 $\Delta^2 E/\Delta V^2$ 作为纵坐标，以相应的滴定液体积（V）为横坐标作图，一级微商 $\Delta E/\Delta V$ 的极值和二级微商 $\Delta^2 E/\Delta V^2$ 等于零（曲线过零）时对应的体积即为滴定终点。前者称为一阶导数法，终点时的滴定液体积也可由计算求得，即 $\Delta E/\Delta V$ 达极值时前、后两个滴定液体积读数的平均值；后者称为二阶导数法，终点时的滴定液体积也可采用曲线过零前、后两点坐标的线性内插法计算，即：

$$V_0 = V + \frac{a}{a+b} \times \Delta V$$

式中：V_0 为终点时的滴定液体积；

a 为曲线过零前的二级微商绝对值；

b 为曲线过零后的二级微商绝对值；

V 为 a 点对应的滴定液体积。

ΔV 为由 a 点至 b 点所滴加的滴定液体积。

由于二阶导数计算法更准确，所以最为常用。

采用自动电位滴定仪可方便地获得滴定数据或滴定曲线。

如系供滴定终点时指示剂色调的选择或核对，可在滴定前加入指示剂，观察滴定终点前至终点后的颜色变化，以确定该品种在滴定终点时的指示剂颜色。

（二）永停滴定法

用作重氮化法的终点指示时，调节 R_1 使加于电极上的电压约为 50 mV。取供试品适量，精密称定，置于烧杯中，除另有规定外，可加水 40 mL 与盐酸（1→2）15 mL，而后置于电磁搅拌器上，搅拌使溶解，再加溴化钾 2 g，插入铂-铂电极后，将滴定管的尖端插入液面下约 2/3 处，用亚硝酸钠滴定液（0.1 mol/L 或 0.05 mol/L）迅速滴定，随滴随搅拌，至近终点时，将滴定管的尖端提出液面，用少量水淋洗尖端，洗液并入溶液中，继续缓缓滴定，至电流计指针突然偏转，并不再回复，即为滴定终点。

用作水分测定法第一法的终点指示时，可调节 R_1 使电流计的初始电流为 5~10 µA，待滴定到电流突增至 50~150 µA，并持续数分钟不退回，即为滴定终点。

附录五 紫外-可见分光光度法

　　紫外-可见分光光度法是在190～800 nm波长范围内测定物质的吸光度，用于鉴别、杂质检查和定量分析的方法。当光穿过被测物质溶液时，物质对光的吸收程度随光的波长不同而变化。因此，通过测定物质在不同波长处的吸光度，并绘制其吸光度与波长的关系图即得被测物质的吸收光谱。从吸收光谱中，可以确定最大吸收波长λ_{max}和最小吸收波长λ_{min}。物质的吸收光谱具有与其结构相关的特征性。因此，可以通过特定波长范围内样品的光谱与对照光谱或对照品光谱的比较，或通过确定最大吸收波长，或通过测量两个特定波长处的吸光度比值而鉴别物质。用于定量分析时，在最大吸收波长处测量一定浓度样品溶液的吸光度，并与一定浓度的对照溶液的吸光度进行比较或采用吸收系数法求算出样品溶液的浓度。

一、仪器的校正和检定

（一）波长

　　由于环境因素对机械部分的影响，仪器的波长经常会略有变动，因此除应定期对所用的仪器进行全面校正检定外，还应于测定前校正测定波长。常用汞灯中的较强谱线237.83 nm、253.65 nm、275.28 nm、296.73 nm、313.16 nm、334.15 nm、365.02 nm、404.66 nm、435.83 nm、546.07 nm与576.96 nm；或用仪器中氘灯的486.02 nm与656.10 nm谱线进行校正；钬玻璃在波长279.4 nm、287.5 nm、333.7 nm、360.9 nm、418.5 nm、460.0 nm、484.5 nm、536.2 nm与637.5 nm处有尖锐吸收峰，也用于波长校正，但因来源不同或随着时间的推移会有微小的变化，使用时应注意。近年来，常使用高氯酸钬溶液校正双光束仪器，以10%高氯酸溶液为溶剂，配制含氧化钬（Ho_2O_3）4%的溶液，该溶液的吸收峰波长为241.13 nm、278.10 nm、287.18 nm、333.44 nm、345.47 nm、

361.31 nm、416.28 nm、451.30 nm、485.29 nm、536.64 nm 和 640.52 nm。

仪器波长的允许误差为：紫外光区±1 nm，500 nm 附近±2 nm。

（二）吸光度的准确度

吸光度的准确度可用重铬酸钾的硫酸溶液检定。取在 120 ℃ 干燥至恒重的基准重铬酸钾约 60 mg，精密称定，用 0.005 mol/L 硫酸溶液溶解并稀释至 1000 mL，在规定的波长处测定并计算其吸收系数，并与规定的吸收系数比较，应符合表中的规定。

波长/nm	235（最小）	257（最大）	313（最小）	350（最大）
吸收系数（$E_{1cm}^{1\%}$）的规定值	124.5	144.0	48.6	106.6
吸收系数（$E_{1cm}^{1\%}$）的许可范围	123.0～126.0	142.8～146.2	47.0～50.3	105.5～108.5

（三）杂散光的检查

可按下表所列的试剂和浓度，配制成水溶液，置于 1 cm 石英吸收池中，在规定的波长处测定透光率，应符合表中的规定。

试剂	浓度/%	测定用波长/nm	透光率/%
碘化钠	1.00	220	<0.8
亚硝酸钠	5.00	340	<0.8

二、对溶剂的要求

含有杂原子的有机溶剂，通常均具有很强的末端吸收。因此，当做溶剂使用时，它们的使用范围均不能小于截止使用波长。例如甲醇、乙醇的截止使用波长为 205 nm。另外，当溶剂不纯时，也可能增加干扰吸收。因此，在测定供试品前，应先检查所用的溶剂在供试品所用的波长附近是否符合要求，即将溶剂置于 1 cm 石英吸收池中，以空气为空白（即空白光路中不置任何物质）测定其吸光度。溶剂和吸收池的吸光度，在 220～240 nm 范围内不得超过 0.40，在 241～250 nm 范围内不得超过 0.20，在 251～300 nm 范围内不得超过 0.10，在 300 nm 以上时不得超过 0.05。

三、测定法

测定时，除另有规定外，应以配制供试品溶液的同批溶剂为空白对照，采用1 cm的石英吸收池，在规定的吸收峰波长±2 nm以内测试几个点的吸光度，或由仪器在规定波长附近自动扫描测定，以核对供试品的吸收峰波长位置是否正确。除另有规定外，吸收峰波长应在该品种项下规定的波长±2 nm以内，并以吸光度最大的波长作为测定波长。一般供试品溶液的吸光度读数，以在0.3～0.7之间为宜。仪器的狭缝波带宽度宜小于供试品吸收带的半高宽度的1/10，否则测得的吸光度会偏低；狭缝宽度的选择，应以减小狭缝宽度时供试品的吸光度不再增大为准。由于吸收池和溶剂本身可能有空白吸收，因此测定供试品的吸光度后应减去空白读数，或由仪器自动扣除空白读数后再计算含量。

当溶液的pH值对测定结果有影响时，应将供试品溶液的pH值和对照品溶液pH值调成一致。

1. 鉴别和检查

分别按各品种项下规定的方法进行。

2. 含量测定

一般有以下几种方法。

（1）对照品比较法

按各品种项下的方法，分别配制供试品溶液和对照品溶液，对照品溶液中所含被测成分的量应为供试品溶液中被测成分规定量的100% ±10%，所用溶剂也应完全一致，在规定的波长处测定供试品溶液和对照品溶液的吸光度后，按下式计算供试品中被测溶液的浓度：

$$c_x = \frac{A_x}{A_R} \times c_R$$

式中：c_x为供试品溶液的浓度；

A_x为供试品溶液的吸光度；

c_R为对照品溶液的浓度；

A_R对照品溶液的吸光度。

（2）吸收系数法

按各品种项下的方法配制供试品溶液，在规定的波长处测定其吸光度，再以该品种在规定条件下的吸收系数计算含量。用本法测定时，吸收系数通常应大于100，并注意仪器的校正和检定。

（3）计算分光光度法

计算分光光度法有多种，使用时应按各品种项下规定的方法进行。当吸光度处在吸收曲线的陡然上升或下降的部位测定时，波长的微小变化可能对测定结果造成显著影响，故对照品和供试品的测试条件应尽可能一致。计算分光光度法一般不宜用于含量测定。

（4）比色法

供试品本身在紫外-可见光区没有强吸收，或在紫外光区虽有吸收但为了避免干扰或提高灵敏度，可加入适当的显色剂，使反应产物的最大吸收移至可见光区，这种测定方法称为比色法。

用比色法测定时，由于显色时影响颜色深浅的因素较多，应取供试品与对照品或标准品同时操作。除另有规定外，比色法所用的空白系指用同体积的溶剂代替对照品或供试品溶液，然后依次加入等量的相应试剂，并用同样方法处理。在规定的波长处测定对照品和供试品溶液的吸光度后，按上述（1）法计算供试品浓度。

当吸光度和浓度关系不呈良好线性关系时，应取数份梯度量的对照品溶液，用溶剂补充至同一体积，显色后测定各份溶液的吸光度，然后以吸光度与相应的浓度绘制标准曲线，再根据供试品的吸光度在标准曲线上查得其相应的浓度，并求出其含量。

附录六 薄层色谱法

薄层色谱法系将供试品溶液点于薄层板上，在展开容器内用展开剂展开，使供试品所含成分分离，所得色谱图与适宜的标准物质按同法所得的色谱图对比，亦可用薄层色谱扫描仪进行扫描，用于鉴别、检查或含量测定。

一、仪器与材料

（一）薄层板

按支持物的材质薄层板分为玻璃板、塑料板或铝板等；按固定相种类薄层板分为硅胶薄层板、键合硅胶板、微晶纤维素薄层板、聚酰胺薄层板、氧化铝薄层板等。固定相中可加入黏合剂、荧光剂。硅胶薄层板常用的有硅胶 G、硅胶 GF_{254}、硅胶 H、硅胶 HF_{254}，G、H 表示含或不含石膏黏合剂，F_{254} 为在紫外光 254 nm 波长下显绿色背景的荧光剂。按固定相粒径大小薄层板分为普通薄层板（10～40 μm）和高效薄层板（5～10 μm）。

在保证色谱质量的前提下，可对薄层板进行特别处理和化学改性以适应分离的要求，可用实验室自制的薄层板。固定相颗粒大小一般要求粒径为 10～40 μm。玻璃板应光滑、平整，洗净后不附水珠。

（二）点样器

一般采用微升毛细管或手动、半自动、全自动点样器。

（三）展开容器

上行展开一般可用适合薄层板大小的专用平底或双槽展开缸，展开时须能密闭。水平展开用专用的水平展开槽。

（四）显色装置

喷雾显色应使用玻璃喷雾瓶或专用喷雾器，要求用压缩气体使显色剂呈均匀细雾状喷出；浸渍显色可用专用玻璃器械或用适宜的展开缸代用；蒸气熏蒸显色可用双槽展开缸或适宜大小的干燥器代替。

（五）检视装置

检视装置为装有可见光、254 nm 及 365 nm 紫外光光源及相应的滤光片的暗箱，可附加摄像设备供拍摄图像用。暗箱内光源应有足够的光照度。

（六）薄层色谱扫描仪

薄层色谱扫描仪系指用一定波长的光对薄层板上有吸收的斑点，或经激发后能发射出荧光的斑点，进行扫描，将扫描得到的谱图和积分数据用于物质定性或定量的分析仪器。

二、操作方法

（一）薄层板制备

市售薄层板临用前一般应在 110 ℃活化 30 min。聚酰胺薄膜不需活化。铝基片薄层板、塑料薄层板可根据需要剪裁，但须注意剪裁后的薄层板底边的固定相层不得有破损。如在存放期间被空气中杂质污染，使用前可用三氯甲烷、甲醇或二者的混合溶剂在展开缸中上行展开预洗，晾干，110 ℃活化，置于干燥器中备用。

自制薄层板除另有规定外，将 1 份固定相和 3 份水（或加有黏合剂的水溶液，如 0.2%～0.5%羟甲纤维素钠水溶液，或为规定浓度的改性剂溶液）在研钵中按同一方向研磨混合，去除表面的气泡后，倒入涂布器中，在玻璃板上平稳地移动涂布器进行涂布（厚度为 0.2～0.3 mm），取下涂好薄层的玻璃板，置于水平台上于室温下晾干后，在 110 ℃烘 30 min，随即置于有干燥剂的干燥箱中备用。使用前检查其均匀度，在反射光及透视光下检视，表面应均匀、平整、光滑，并且无麻点、无气泡、无破损及污染。

（二）点样

除另有规定外，在洁净、干燥的环境中，用专用毛细管或配合相应的半自动、自动点样器点样于薄层板上。一般为圆点状或窄细的条带状，点样基线距底边10～15 mm，高效板一般基线离底边8～10 mm。圆点状直径一般不大于4 mm，高效板圆点状直径一般不大于2 mm。接触点样时注意勿损伤薄层表面。条带状宽度一般为5～10 mm，高效板条带宽度一般为4～8 mm，可用专用半自动或自动点样器械喷雾法点样。点间距离可视斑点扩散情况以相邻斑点互不干扰为宜，一般不少于8 mm，高效板供试品间隔不少于5 mm。

（三）展开

将点好供试品的薄层板放入展开缸中，浸入展开剂的深度为距原点5 mm为宜，密闭。除另有规定外，一般上行展开8～15 cm，高效薄层板上行展开5～8 cm。溶剂前沿到达规定的展距，取出薄层板，晾干，待检测。

展开前如需要溶剂蒸气预平衡，可在展开缸中加入适量的展开剂，密闭，一般保持15～30 min。溶剂蒸气预平衡后，应迅速放入载有供试品的薄层板，立即密闭，展开。如需使展开缸达到溶剂蒸气饱和的状态，则须在展开缸的内壁贴与展开缸高、宽同样大小的滤纸，一端浸入展开剂中，密闭一定时间，使溶剂蒸气达到饱和再如法展开。

必要时，可进行二次展开或双向展开，进行第二次展开前，应使薄层板残留的展开剂完全挥干。

（四）显色与检视

有颜色的物质可在可见光下直接检视，无色物质可用喷雾法或浸渍法以适宜的显色剂显色，或加热显色，在可见光下检视。有荧光的物质或显色后可激发产生荧光的物质可在紫外光灯（365 nm或254 nm）下观察荧光斑点。对于在紫外光下有吸收的成分，可用带有荧光剂的薄层板（如硅胶GF$_{254}$板），在紫外光灯（254 nm）下观察荧光板面上的荧光物质淬灭形成的斑点。

（五）记录薄层色谱图像

一般可采用摄像设备拍摄，以光学照片或电子图像的形式保存。也可用薄层色谱扫描仪扫描或其他适宜的方式记录相应的色谱图。

三、系统适用性试验

按各品种项下要求对实验条件进行系统适用性试验，即用供试品和标准物质对实验条件进行试验和调整，应符合规定的要求。

（一）比移值（R_f）

比移值（R_f）系指从基线至展开斑点中心的距离与从基线至展开剂前沿的距离的比值。

$$R_f = \frac{\text{基线至展开斑点中心的距离}}{\text{基线至展开剂前沿的距离}}$$

除另有规定外，杂质检查时，各杂质斑点的比移值 R_f 以在 0.2～0.8 之间为宜。

（二）检出限

检出限系指限量检查或杂质检查时，供试品溶液中被测物质能被检出的最低浓度或量。一般采用已知浓度的供试品溶液或对照标准溶液，与稀释若干倍的自身对照标准溶液在规定的色谱条件下，在同一薄层板上点样、展开、检视，后者显清晰可辨斑点的浓度或量作为检出限。

（三）分离度（或称分离效能）

鉴别时，供试品与标准物质色谱中的斑点均应清晰分离。当薄层色谱扫描法用于限量检查和含量测定时，要求定量峰与相邻峰之间有较好的分离度，分离度（R）的计算公式为：

$$R = \frac{2(d_2 - d_1)}{W_1 + W_2}$$

式中：d_2 为相邻两峰中后一峰与原点的距离；

d_1 为相邻两峰中前一峰与原点的距离；

W_1 及 W_2 为相邻两峰各自的峰宽。

除另有规定外，分离度应大于1.0。

在选择化学药品杂质检查的方法时，可将杂质对照品用供试品自身稀释的对照溶液溶解制成混合对照溶液，也可将杂质对照品用待测组分的对照品溶液溶解制成混合对照标准溶液，还可采用供试品以适当的降解方法获得的溶液，上述溶液点样展开后的色谱图中，应显示清晰分离的斑点。

（四）相对标准偏差

薄层扫描含量测定时，同一供试品溶液在同一薄层板上平行点样的待测成分的峰面积测量值的相对标准偏差应不大于5.0%；需显色后测定的或者异板的相对标准偏差应不大于10.0%。

四、测定法

（一）鉴别

按各品种项下规定的方法，制备供试品溶液和对照标准溶液，在同一薄层板上点样、展开与检视，供试品色谱图中所显斑点的位置和颜色（或荧光）应与标准物质色谱图的斑点一致。必要时化学药品可采用供试品溶液与标准溶液混合点样、展开，与标准物质相应斑点应为单一、紧密斑点。

（二）限量检查

按各品种项下规定的方法，制备供试品溶液和对照标准溶液，并按规定的色谱条件点样、展开和检视。供试品溶液色谱图中待检查的斑点与相应的标准物质斑点比较，颜色（或荧光）不得更深；或按照薄层色谱扫描法操作，测定峰面积值，供试品色谱图中相应斑点的峰面积值不得大于标准物质的峰面积值。含量限度检查应按规定测定限量。

化学药品杂质检查可采用杂质对照法、供试品溶液的自身稀释对照法或两法并用。供试品溶液除主斑点外的其他斑点与相应的杂质对照标准溶液或系列浓度杂质对照标准溶液的相应主斑点比较，颜色（或荧光）不得更深，或与供试品溶液自身稀释对照溶液或系列浓度自身稀释对照溶液的相应主斑点比较，颜色（或荧光）不得更深。通常应规定杂质的斑点数和单一杂质量，当采用系列自身稀释对照溶液时，也可规定估计的杂质总量。

（三）含量测定

按照薄层色谱扫描法，按各品种项下规定的方法，制备供试品溶液和对照标准溶液，并按规定的色谱条件点样、展开、扫描测定。或将待测色谱斑点刮下经洗脱后，再用适宜的方法测定。

五、薄层色谱扫描法

薄层色谱扫描法系指用一定波长的光照射在薄层板上，对薄层色谱中可吸收紫外光或可见光的斑点，或经激发后能发射出荧光的斑点进行扫描，将扫描得到的图谱及积分数据用于鉴别、检查或含量测定。可根据不同薄层色谱扫描仪的结构特点，按照规定方式扫描测定，一般选择反射方式，采用吸收法或荧光法。除另有规定外，含量测定应使用市售薄层板。

　　扫描方法可采用单波长扫描或双波长扫描。如采用双波长扫描，应选用待测斑点无吸收或最小吸收的波长为参比波长，供试品色谱图中待测斑点的比移值（R_f值）、光谱扫描得到的吸收光谱图或测得的光谱最大吸收和最小吸收应与对照标准溶液相符，以保证测定结果的准确性。薄层色谱扫描定量测定应保证供试品斑点的量在线性范围内，必要时可适当调整供试品溶液的点样量，供试品与标准物质同板点样、展开、扫描、测定和计算。

　　薄层色谱扫描用于含量测定时，通常采用线性回归二点法计算，如线性范围很窄，可用多点法校正多项式回归计算。供试品溶液和对照标准溶液应交叉点于同一薄层板上，供试品点样不得少于2个，标准物质每一浓度不得少于2个。扫描时，应沿展开方向扫描，不可横向扫描。

附录七　高效液相色谱法

　　高效液相色谱法系采用高压输液泵将规定的流动相泵入装有填充剂的色谱柱对供试品进行分离测定的色谱方法。注入的供试品，由流动相带入色谱柱内，各组分在柱内被分离，并进入检测器检测，由积分仪或数据处理系统记录和处理色谱信号。

一、对仪器的一般要求和色谱条件

　　高效液相色谱仪由高压输液泵、进样器、色谱柱、检测器、积分仪或数据处理系统组成。色谱柱内径一般为 $2.1 \sim 4.6$ mm，填充剂粒径为 $2 \sim 10$ μm。超高效液相色谱仪是耐超高压、小进样量、低死体积、高灵敏度检测的高效液相色谱仪。

(一) 色谱柱

　　反相色谱柱：以键合非极性基团的载体为填充剂填充而成的色谱柱。常见的载体有硅胶、聚合物复合硅胶和聚合物等；常用的填充剂有十八烷基硅烷键合硅胶、辛基硅烷键合硅胶和苯基硅烷键合硅胶等。

　　正相色谱柱：用硅胶填充剂，或键合极性基团的硅胶填充而成的色谱柱。常见的填充剂有硅胶、氨基键合硅胶和氰基键合硅胶等。氨基键合硅胶和氰基键合硅胶也可用于反相色谱。

　　离子交换色谱柱：用离子交换填充剂填充而成的色谱柱。有阳离子交换色谱柱和阴离子交换色谱柱。

　　手性分离色谱柱：用手性填充剂填充而成的色谱柱。

　　色谱柱的内径与长度，填充剂的形状、粒径与粒径分布、孔径、表面积、键合基团的表面覆盖度、载体表面基团残留量，填充的致密与均匀程度等均影响色谱柱的性能，应根据被分离物质的性质来选择合适的色谱柱。

温度会影响分离效果，品种正文中未指明色谱柱温度时系指室温，应注意室温变化的影响。为改善分离效果可适当调整色谱柱的温度。

残余硅羟基未封闭的硅胶色谱柱，流动相pH值一般应在2～8之间。烷基硅烷带有立体侧链保护或残余硅羟基已封闭的硅胶、聚合物复合硅胶或聚合物色谱柱可耐受更广泛pH值的流动相，可用于pH值小于2或大于8的流动相。

（二）检测器

最常用的检测器为紫外-可见分光检测器，包括二极管阵列检测器，其他常见的检测器有荧光检测器、蒸发光散射检测器、电雾式检测器、示差折光检测器、电化学检测器和质谱检测器等。

紫外-可见分光检测器、荧光检测器、电化学检测器为选择性检测器，其响应值不仅与被测物质的量有关，还与其结构有关；蒸发光散射检测器、电雾式检测器和示差折光检测器为通用检测器，对所有物质均有响应；结构相似的物质在蒸发光散射检测器和电雾式检测器的响应值几乎仅与被测物质的量有关。

紫外-可见分光检测器、荧光检测器、电化学检测器和示差折光检测器的响应值与被测物质的量在一定范围内呈线性关系；蒸发光散射检测器的响应值与被测物质的量通常呈指数关系，一般需经对数转换；电雾式检测器的响应值与被测物质的量通常也呈指数关系，一般需经对数转换或用二次函数计算，但在小质量范围内可基本呈线性关系。

不同的检测器，对流动相的要求不同。紫外-可见分光检测器所用流动相应符合紫外-可见分光光度法（ChP2020通则0401）项下对溶剂的要求；采用低波长检测时，还应考虑有机溶剂的截止使用波长。蒸发光散射检测器、电雾式检测器和质谱检测器不得使用含不挥发性成分的流动相。

（三）流动相

反相色谱系统的流动相常用甲醇-水系统或乙腈-水系统，用紫外末端波长检测时，宜选用乙腈-水系统。流动相中如需使用缓冲溶液，应尽可能使用低浓度缓冲盐。用十八烷基硅烷键合硅胶色谱柱时，流动相中有机溶剂一般不低于5%，否则易导致柱效下降、色谱系统不稳定。

正相色谱系统的流动相常用两种或两种以上的有机溶剂，如二氯甲烷和正己烷等。

流动相注入液相色谱仪的方式（又称洗脱方式）可分为两种：一种是等度洗脱；另一种是梯度洗脱。用梯度洗脱分离时，梯度洗脱程序通常以表格的形式在品种项下规定，其中包括运行时间和流动相在不同时间的成分比例。

(四) 色谱参数调整

品种正文项下规定的色谱条件（参数），除填充剂种类、流动相组分、检测器类型不得改变外，其余如色谱柱内径与长度、填充剂粒径、流动相流速、流动相组分比例、柱温、进样量、检测器灵敏度等，均可适当调整。

若需使用小粒径（约 2 μm）填充剂或小内径（约 2.1 mm）色谱柱或表面多孔填充剂以提高分离度或缩短分析时间，输液泵的性能、进样体积、检测池体积和系统的死体积等必须与之匹配，必要时，色谱条件（参数）可适当调整。

色谱参数允许调整的范围见下表。

参数变量	参数调整	
	等度洗脱	梯度洗脱
固定相	不得改变填充剂的理化性质，如填充剂材质、表面修饰及键合相均需保持一致；从全多孔填料到表面多孔填料的改变，在满足上述条件的前提下是被允许的	
填充剂粒径(d_p),柱长(L)	改变色谱柱填充剂粒径和柱长后，L/d_p 值（或 N 值）应在原有数值的 $-25\% \sim +50\%$ 范围内	
流速	如果改变色谱柱内径及填充剂粒径，可按下式计算流速，$F_2 = F_1 \times [(d_{c2}^2 \times d_{p1})/(d_{c1}^2 \times d_{p1})]$，在此基础上根据实际使用时系统压力和保留时间调整	
	最大可在 ±50% 的范围内调整	除按上述公式调整外，不得扩大调整范围
进样体积	调整以满足系统适用性要求，如果色谱柱尺寸有改变，按下式计算进样体积：$V_{\mathrm{inj}2} = V_{\mathrm{inj}1} \times (L_2 \times d_{c2}^2)/(L_1 \times d_{c1}^2)$，并根据灵敏度的需求进行调整	
梯度洗脱程序（等度洗脱不适用）	$t_{G2} = t_{G1} \times (F_1/F_2) \times [(L_2 \times d_{c2}^2)/(L_1 \times d_{c1}^2)]$，保持不同规格色谱柱的洗脱体积倍数相同，从而保证梯度变化相同，并需要考虑不同仪器系统体积的差异	
流动相比例	最小比例的流动相组分可在相对值 ±30% 或者绝对值 ±2% 的范围内进行调整（两者之间选择最大值）；最小比例流动相组分的比例小于 $(100/n)\%$,n 为流动相中组分个数	可适当调整流动相组分比例，以保证系统适用性符合要求，并且最终流动相洗脱强度不得弱于原梯度的洗脱强度
流动相缓冲液盐浓度	可在 ±10% 范围内调整	
柱温	除另有规定外，可在 ±10℃ 范围内调整	除另有规定外，可在 ±5℃ 范围内调整

续表

参数变量	参数调整	
	等度洗脱	梯度洗脱
pH值	除另有规定外，流动相中水相pH值可在±0.2pH范围内进行调整	
检测波长	不允许改变	

注：F_1 为原方法中的流速；F_2 为调整后方法中的流速；d_{c_1} 为原方法中色谱柱的内径；d_{c_2} 为调整后方法中色谱柱的内径；d_{p_1} 为原方法中色谱柱的粒径；d_{p_2} 为调整后方法中色谱柱的粒径；V_{inj1} 为原方法中进样体积；V_{inj2} 为调整后方法中进样体积；L_1 为原方法中色谱柱柱长；L_2 为调整后方法中色谱柱柱长；t_{G1} 为原方法的梯度段洗脱时间；t_{G2} 为调整后的梯度段洗脱时间。

可通过相关软件计算表中流速、进样体积和梯度洗脱程序的调整范围，并根据色谱峰分离情况进行微调。

调整后，系统适用性应符合要求，且色谱峰出峰顺序不变。若减小进样体积，应保证检测限和峰面积的重复性；若增加进样体积，应使分离度和线性关系仍满足要求。应评价色谱参数调整对分离和检测的影响，必要时对调整色谱参数后的方法进行确认。若调整超出表中规定的范围或品种项下规定的范围，被认为是对方法的修改，需要进行充分的方法学验证。

调整梯度洗脱色谱参数时应比调整等度洗脱色谱参数时更加谨慎，因为此调整可能会使某些峰位置变化，造成峰识别错误，或者与其他峰重叠。

当对调整色谱条件后的测定结果产生异议时，应以品种项下规定的色谱条件的测定结果为准。

在品种项下一般不宜指定或推荐色谱柱的品牌，但可规定色谱柱的填充剂（固定相）种类（如键合相，是否改性、封端等）、粒径、孔径，色谱柱的柱长或柱内径；当耐用性试验证明必须使用特定品牌的色谱柱方能满足分离要求时，可在该品种正文项下注明。

二、系统适用性试验

色谱系统的适用性试验通常包括理论板数、分离度、灵敏度、拖尾因子和重复性等五个参数。

按各品种正文项下要求对色谱系统进行适用性试验，即用规定的对照品溶液或系统适用性试验溶液在规定的色谱系统进行试验，必要时，可对色谱系统进行适当调整，以符合要求。

（一）色谱柱的理论板数（n）

色谱柱的理论板数用于评价色谱柱的效能。由于不同物质在同一色谱柱上的色谱行为不同，采用理论板数作为衡量色谱柱效能的指标时，应指明测定物质，一般为待测物质或内标物质的理论板数。

在规定的色谱条件下，注入供试品溶液或各品种项下规定的内标物质溶液，记录色谱图，量出供试品主成分色谱峰或内标物质色谱峰的保留时间 t_R 和峰宽（W）或半高峰宽（$W_{h/2}$），按 $n = 16(t_R/W)^2$ 或 $n = 5.54(t_R/W_{h/2})^2$ 计算色谱柱的理论板数。t_R、W、$W_{h/2}$ 可用时间或长度计（下同），但应取相同单位。

（二）分离度（R）

分离度用于评价待测物质与被分离物质之间的分离程度，是衡量色谱系统分离效能的关键指标。可以通过测定待测物质与已知杂质的分离度，也可以通过测定待测物质与某一指标性成分（内标物质或其他难分离物质）的分离度，或将供试品或对照品用适当的方法降解，通过测定待测物质与某一降解产物的分离度，对色谱系统分离效能进行评价与调整。

无论是定性鉴别还是定量测定，均要求待测物质色谱峰与内标物质色谱峰或特定的杂质对照色谱峰及其他色谱峰之间有较好的分离度。除另有规定外，待测物质色谱峰与相邻色谱峰之间的分离度应不小于1.5。分离度的计算公式为：

$$R = \frac{2 \times \left(t_{R_2} - t_{R_1}\right)}{W_1 + W_2} \quad \text{或} \quad R = \frac{2 \times \left(t_{R_2} - t_{R_1}\right)}{1.70 \times \left(W_{1,h/2} + W_{2,h/2}\right)}$$

式中：t_{R_2} 为相邻两色谱峰中后一峰的保留时间；

t_{R_1} 为相邻两色谱峰中前一峰的保留时间；

W_1、W_2 及 $W_{1,h/2}$、$W_{2,h/2}$ 分别为此相邻两色谱峰的峰宽及半高峰宽，见下图。

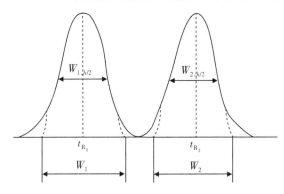

当对测定结果有异议时，色谱柱的理论板数（n）和分离度（R）均以峰宽(W)的计算结果为准。

（三）灵敏度

灵敏度用于评价色谱系统检测微量物质的能力，通常以信噪比（S/N）来表示。建立方法时，可通过测定一系列不同浓度的供试品或对照品溶液来测定信噪比。定量测定时，信噪比应不小于10；定性测定时，信噪比应不小于3。系统适用性试验中可以设置灵敏度实验溶液来评价色谱系统的检测能力。

（四）拖尾因子（T）

拖尾因子用于评价色谱峰的对称性。拖尾因子计算公式为：

$$T = \frac{W_{0.05h}}{2d_1}$$

式中：$W_{0.05h}$为5%峰高处的峰宽；

d_1为峰顶在5%峰高处横坐标平行线的投影点至峰前沿与此平行线交点的距离，见下图。

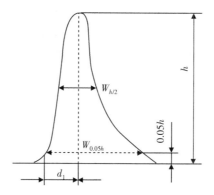

以峰高做定量参数时，除另有规定外，T值应在0.95～1.05之间。

以峰面积做定量参数时，一般的峰拖尾或前伸不会影响峰面积积分，但严重拖尾会影响基线和色谱峰起止的判断和峰面积积分的准确性，此时应在品种正文项下对拖尾因子做出规定。

（五）重复性

重复性用于评价色谱系统连续进样时响应值的重复性能。除另有规定外，通常取各品种项下的对照品溶液，连续进样5次，其峰面积测量值（或内标比值或其校正因子）的相对标准偏差应不大于2.0%。视进样溶液的浓度和/或体积、色谱峰响应和分析方法所能达到的精度水平等，对相对标准偏差的要求可适当放宽或收紧，放宽或收紧的范围以满足品种项下检测需要的精准度要求为准。

三、测定法

（一）定性分析

常用的定性分析方法主要有但不限于以下：

1. 利用保留时间定性

保留时间（retention time，t_R）定义为被分离组分从进样到柱后出现该组分最大响应值时的时间，也即从进样到出现某组分色谱峰的顶点时为止所经历的时间，常以分钟（min）为时间单位，用于反映被分离的组分在性质上的差异。通常以在相同的色谱条件下待测成分的保留时间与对照品的保留时间是否一致作为待测成分定性的依据。

在相同的色谱条件下，待测成分的保留时间与对照品的保留时间应无显著性差异；两个保留时间不同的色谱峰归属于不同化合物，但两个保留时间一致的色谱峰有时未必可归属于同一化合物，在做未知物鉴别时应特别注意。

若改变流动相组成或更换色谱柱的种类，待测成分的保留时间仍与对照品的保留时间一致，可进一步证实待测成分与对照品为同一化合物。

当待测成分（保留时间$t_{R,1}$）无对照品时，可以样品中的另一成分或在样品中加入另一已知成分作为参比物（保留时间$t_{R,2}$），采用相对保留时间$\left(T_{RR}\right)$作为定性（或定位）的方法。在品种项下，除另有规定外，相对保留时间通常是指待测成分保留时间相对于主成分保留时间的比值，以未扣除死时间的非调整保留时间按下式计算。

$$T_{RR} = \frac{t_{R,1}}{t_{R,2}}$$

若需以扣除死时间的调整保留时间计算，应在相应的品种项下予以注明。

2. 利用光谱相似度定性

化合物的全波长扫描紫外-可见光区光谱图提供了一些有价值的定性信息。待测成分的光谱与对照品光谱的相似度可用于辅助定性分析。二极管阵列检测器开启一定波长范围的扫描功能时，可以获得更多的信息，包括色谱信号、时间、波长的三维色谱光谱图，既可用于辅助定性分析，也还可用于峰纯度分析。

同样应注意，两个光谱不同的色谱峰表征了不同化合物，但两个光谱相似的色谱峰未必可归属为同一化合物。

3. 利用质谱检测器提供的质谱信息定性

利用质谱检测器提供的色谱峰分子质量和结构的信息进行定性分析，可获得比仅利用保留时间或增加光谱相似性进行定性分析更多的、更可靠信息，不仅可用于已知物的定性分析，还可提供未知化合物的结构信息。

（二）定量分析

1. 内标法

按品种正文项下的规定，精密称（量）取对照品和内标物质，分别配成溶液，各精密量取适量，混合配成校正因子测定用的对照溶液。取一定量进样，记录色谱图。测量对照品和内标物质的峰面积或峰高，按下式计算校正因子：

$$校正因子(f) = \frac{A_S / c_S}{A_R / c_R}$$

式中：A_S 为内标物质的峰面积或峰高；

A_R 为对照品的峰面积或峰高；

c_S 为内标物质的浓度；

c_R 为对照品的浓度。

再取各品种项下含有内标物质的供试品溶液，进样，记录色谱图，测量供试品中待测成分和内标物质的峰面积或峰高，按下式计算含量：

$$含量(c_X) = f \times \frac{A_X}{A_S' / c_S'}$$

式中：A_X 为供试品的峰面积或峰高；

c_X 为供试品的浓度；

A_S' 为内标物质的峰面积或峰高；

c_S' 为内标物质的浓度；

f 为内标法校正因子。

采用内标法，可避免因供试品前处理及进样体积误差对测定结果的影响。

2. 外标法

按各品种项下的规定，精密称（量）取对照品和供试品，配制成溶液，分别精密取一定量，进样，记录色谱图，测量对照品溶液和供试品溶液中待测物质的峰面积（或峰高），按下式计算含量：

$$含量(c_X) = c_R \times \frac{A_X}{A_R}$$

式中各符号意义同上。

当采用外标法测定时，以手动进样器定量环或自动进样器进样为宜。

3. 加校正因子的主成分自身对照法

测定杂质含量时，可采用加校正因子的主成分自身对照法。在建立方法时，按各品种项下的规定，精密称（量）取待测物对照品和参比物质对照品各适量，配制待测杂质校正因子的溶液，进样，记录色谱图，按下式计算待测杂质的校正因子。

$$校正因子 = \frac{c_A / A_A}{c_B / A_B}$$

式中：c_A 为待测物的浓度；

A_A 为待测物的峰面积或峰高；

c_B 为参比物质的浓度；

A_B 为参比物质的峰面积或峰高。

也可精密称（量）取主成分对照品和杂质对照品各适量，分别配制成不同浓度的溶液，进样，记录色谱图，绘制主成分浓度和杂质浓度对其峰面积的回归曲线，以主成分回归直线斜率与杂质回归直线斜率的比计算校正因子。

校正因子可直接载入各品种项下，用于校正杂质的实测峰面积，需做校正计算的杂质，通常以主成分为参比，采用相对保留时间定位，其数值一并载入各品种项下。

测定杂质含量时，按各品种项下规定的杂质限度，将供试品溶液稀释成与杂质限度相当的溶液，作为对照溶液，进样，记录色谱图，必要时，调节纵坐标范围（以噪声水平可接受为限）使对照溶液的主成分色谱峰的峰高约达满量程的 10%～25%。除另有规定外，通常含量低于 0.5% 的杂质，峰面积测量值的相对标准偏差（RSD）应小于 10%；含量在 0.5%～2% 的杂质，峰面积测量值的 RSD 应小于 5%；含量大于 2% 的杂质，峰面积测量值的 RSD 应小于 2%。然后，取供试品溶液和对照溶液适量，分别进样。除另有规定外，供试品溶液的记录时间，应为主成分色谱峰保留时间的 2 倍，测量供试品溶液色谱图上各杂质的峰面积，分别乘以相应的校正因子后与对照溶液主成分的峰面积比较，计算各杂质含量。

4. 不加校正因子的主成分自身对照法

测定杂质含量时，若无法获得待测杂质的校正因子，或校正因子可以忽略，也可采用不加校正因子的主成分自身对照法。同上述（3）法配制对照溶液、进样、调节纵坐标范围和计算峰面积的相对标准偏差后，取供试品溶液和对照品溶液适量，分别进样。除另有规定外，供试品溶液的记录时间应为主成分色谱峰保留时间的 2 倍，测量供试品溶液色谱图上各杂质的峰面积并与对照溶液主成分的峰面积比较，依法计算杂质含量。

5. 面积归一化法

按各品种项下的规定，配制供试品溶液，取一定量进样，记录色谱图。测量各峰的面积和色谱图上除溶剂峰以外的总色谱峰面积，计算各峰面积占总峰面积的百分率。用于杂质检查时，由于仪器响应的线性限制，峰面积归一化法一般不宜用于微量杂质的检查。

如适用，也可使用其他方法如标准曲线法，并在品种正文项下注明。

四、多维液相色谱

多维色谱又称为色谱/色谱联用技术，是采用匹配的接口将不同分离性能或特点的色谱连接起来，第一级色谱中未分离开或需要分离富集的组分由接口转移到第二级色谱中，第二级色谱中仍需进一步分离或分离富集的组分，也可以继续通过接口转移到第三级色谱中。理论上，可以通过接口将任意级色谱串联或并联起来，直至将混合物样品中所有的难分离、需富集的组分都分离或富集。但实际上，一般只要选用两个合适的色谱联用就可以满足对绝大多数难分离混合物样品的分离或富集要求。因此，一般的色谱/色谱联用都是二级，即二维色谱。

在二维色谱的术语中，1D 和 2D 分别指一维和二维；而 ^{1}D 和 ^{2}D 则分别代表第一维和第二维。

二维液相色谱可以分为差异显著的两种主要类型：中心切割式二维色谱（heart-cutting mode two-dimensional chromatography）和全二维色谱（comprehensive two-dimensional chromatography）。中心切割式二维色谱是通过接口将前一级色谱中某一（些）组分传递到后一级色谱中继续分离，一般用 LC‐LC （也可用 LC＋LC）表示；全二维色谱是通过接口将前一级色谱中的全部组分连续地传递到后一级色谱中进行分离，一般用 LC×LC 表示。此外，这两种类型下还有若干子类，包括选择性全二维色谱(sLC×LC)和多中心切割 2D‐LC(mLC‐LC)。

LC‐LC 或 LC×LC 两种二维色谱可以是相同的分离模式和类型，也可以是不同的分离模式和类型。接口技术是实现二维色谱分离的关键之一，原则上，只要有匹配的接口，任何模式和类型的色谱都可以联用。

与一维色谱一样，二维色谱也可以和质谱、红外和核磁共振等联用。

附录八　气相色谱法

气相色谱法系采用气体为流动相（载气）流经装有填充剂的色谱柱进行分离测定的色谱方法。物质或其衍生物汽化后，被载气带入色谱柱进行分离，各组分先后进入检测器，用数据处理系统记录色谱信号。

一、对仪器的一般要求

所用的仪器为气相色谱仪，由载气源、进样部分、色谱柱、柱温箱、检测器和数据处理系统等组成。进样部分、色谱柱和检测器的温度均应根据分析要求适当设定。

1. 载气源

气相色谱法的流动相为气体，称为载气，氦、氮和氢可用作载气，可由高压钢瓶或高纯度气体发生器提供，经过适当的减压装置，以一定的流速经过进样器和色谱柱；根据供试品的性质和检测器种类选择载气，除另有规定外，常用载气为氮气。

2. 进样部分

进样方式一般可采用溶液直接进样、自动进样或顶空进样。

溶液直接进样采用微量注射器、微量进样阀或有分流装置的汽化室进样；采用溶液直接进样或自动进样时，进样口温度应高于柱温30～50 ℃；进样量一般不超过数微升；柱径越细，进样量应越少，采用毛细管柱时，一般应分流以免过载。

顶空进样适用于固体和液体供试品中挥发性组分的分离和测定。将固态或液态的供试品制成供试液后，置于密闭小瓶中，在恒温控制的加热室中加热至供试品中挥发性组分在液态和气态达到平衡后，由进样器自动吸取一定体积的顶空气注入色谱柱中。

3. 色谱柱

色谱柱为填充柱或毛细管柱。填充柱的材质为不锈钢或玻璃，内径为2~4 mm，柱长为2~4 m，内装吸附剂、高分子多孔小球或涂渍固定液的载体，粒径为0.18~0.25 mm、0.15~0.18 mm或0.125~0.15 mm。常用载体为经酸洗并硅烷化处理的硅藻土或高分子多孔小球，常用固定液有甲基聚硅氧烷、聚乙二醇等。毛细管柱的材质为玻璃或石英，内壁或载体经涂渍或交联固定液，内径一般为0.25 mm、0.32 mm或0.53 mm，柱长为5~60 m；固定液膜厚0.1~5.0 μm，常用的固定液有甲基聚硅氧烷、不同比例组成的苯基甲基聚硅氧烷、聚乙二醇等。

新填充柱和毛细管柱在使用前需老化处理，以除去残留溶剂及易流失的物质，色谱柱如长期未用，使用前应老化处理，使基线稳定。

4. 柱温箱

由于柱温箱温度的波动会影响色谱分析结果的重现性，因此柱温箱控温精度应在±1 ℃，且温度波动小于每小时0.1 ℃。温度控制系统分为恒温和程序升温两种。

5. 检测器

适合气相色谱法的检测器有火焰离子化检测器（FID）、热导检测器（TCD）、氮磷检测器（NPD）、火焰光度检测器（FPD）、电子捕获检测器（ECD）、质谱检测器（MS）等。火焰离子化检测器对碳氢化合物响应良好，适合检测大多数的药物；氮磷检测器对含氮、磷元素的化合物灵敏度高；火焰光度检测器对含磷、硫元素的化合物灵敏度高；电子捕获检测器适用于含卤素的化合物；质谱检测器还能给出供试品某个成分相应的结构信息，可用于结构确证。除另有规定外，一般用火焰离子化检测器，用氢气作为燃气，空气作为助燃气。在使用火焰离子化检测器时，检测器温度一般应高于柱温，并不得低于150 ℃，以免水汽凝结，通常为250~350 ℃。

6. 数据处理系统

数据处理系统可分为记录仪、积分仪以及计算机工作站等。

各品种项下规定的色谱条件，除检测器种类、固定液品种及特殊指定的色谱柱材料不得改变外，其余如色谱柱内径、长度、载体牌号、粒度、固定液涂布浓度、载气流速、柱温、进样量、检测器的灵敏度等，均可适当改变，以适应具体品种并符合系统适用性试验的要求。一般色谱图约于30 min内记录完毕。

二、系统适用性试验

除另有规定外，应按照高效液相色谱法（ChP2020通则0512）项下的规定。

三、测定法

1. 内标法
2. 外标法
3. 面积归一化法

上述1～3法的具体内容均同高效液相色谱法（ChP2020通则0512）项下相应的规定。

4. 标准溶液加入法

精密称（量）取某个杂质或待测成分对照品适量，配制成适当浓度的对照品溶液，取一定量，精密加到供试品溶液中，根据外标法或内标法测定杂质或主成分含量，再扣除加入的对照品溶液含量，即得供试品溶液中某个杂质和主成分含量。

也可按下述公式进行计算，加入对照品溶液前后校正因子应相同，即：

$$\frac{A_{is}}{A_X} = \frac{c_X + \Delta c_X}{c_X}$$

则待测组分的浓度c_X可通过如下公式进行计算：

$$c_X = \frac{\Delta c_X}{(A_{is}/A_X) - 1}$$

式中：c_X为供试品中组分X的浓度；

A_X为供试品中组分X的色谱峰面积；

Δc_X为所加入的已知浓度的待测组分对照品的浓度；

A_{is}为加入对照品后组分X的色谱峰面积。

由于气相色谱法的进样量一般仅数微升，为减小进样误差，尤其当采用手工进样时，由于留针时间和室温等对进样量也有影响，故以采用内标法定量为宜；当采用自动进样器时，由于进样重复性的提高，在保证分析误差的前提下，也可采用外标法定量。当采用顶空进样时，由于供试品和对照品处于不完全相同的基质中，故可采用标准溶液加入法，以消除基质效应的影响；当标准溶液加入法与其他定量方法结果不一致时，应以标准加入法结果为准。

附录九　毛细管电泳法

　　毛细管电泳法是指以弹性石英毛细管为分离通道，以高压直流电场为驱动力，根据供试品中各组分淌度（单位电场强度下的迁移速度）和（或）分配行为的差异而实现分离的一种分析方法。

　　当熔融石英毛细管内充满操作缓冲液时，管内壁上硅羟基解离释放氢离子至溶液中使管壁带负电荷并与溶液形成双电层（ζ电位），即使在较低pH值缓冲液中情况也如此。当毛细管两端加上直流电压时将使带正电的溶液整体地移向阴极端。此种在电场作用下溶液的整体移动称为电渗流（EOF）。内壁硅羟基的解离度与操作缓冲液pH值和添加的改性剂有关。在一定范围内，降低溶液pH值会降低解离度，减小电渗流；提高溶液pH值会提高解离度，增加电渗流。有机添加剂的加入有时会抑制内壁硅羟基的解离，减小电渗流。在操作缓冲液中带电粒子在电场作用下以不同速度向极性相反的方向移动，形成电泳，运动速度等于其电泳速度和电渗速度的矢量和。通常电渗速度大于电泳速度，因此电泳时各组分即使是阴离子也会从毛细管阳极端流向阴极端。为了减小或消除电渗流，除了降低操作缓冲液pH值或改变添加剂的种类之外，还可以采用内壁聚合物涂层的毛细管。这种涂层毛细管可减少大分子在管壁上的吸附。

一、分离模式

　　当以毛细管空管为分离载体时毛细管电泳有以下几种模式。

　　1. 毛细管区带电泳（CZE）

　　将待分析溶液引入毛细管进样一端，施加直流电压后，各组分按各自的电泳和电渗流的矢量和流向毛细管出口端，按阳离子、中性粒子和阴离子及其电荷大小的顺序通过检测器。中性组分彼此不能分离。出峰时间为迁移时间（t_m），相当于高效液相色谱和气相色谱中的保留时间。

2. 毛细管等速电泳（CITP）

采用前导电解质和尾随电解质，在毛细管中充入前导电解质后，进样，电极槽中换用尾随电解质进行电泳分析，带不同电荷的组分迁移至各个狭窄的区带，然后依次通过检测器。

3. 毛细管等电聚焦电泳（CIEF）

将毛细管内壁涂覆聚合物减小电渗流，再将供试品和两性电解质混合进样，两个电极槽中分别加入酸液和碱液，施加电压后毛细管中的操作电解质溶液逐渐形成pH梯度，各溶质在毛细管中迁移至各自的等电点（pI）时变为中性形成聚焦的区带，而后用压力或改变检测器末端电极槽储液pH值的方法使溶质通过检测器，或者采用全柱成像方式进行检测。

4. 胶束电动毛细管色谱（MEKC）

当操作缓冲液中加入大于其临界胶束浓度的离子型表面活性剂时，表面活性剂就聚集形成胶束，其亲水端朝外、疏水非极性核朝内，溶质则在水和胶束两相间分配，各溶质因分配系数存在差别而被分离。对于常用的阴离子表面活性剂十二烷基硫酸钠，进样后极强亲水性组分不能进入胶束，随操作缓冲液流过检测器（容量因子$k' = 0$）；极强疏水性组分则进入胶束的核中不再回到水相，最后到达检测器（$k' = \infty$）。常用的其他胶束试剂还有阳离子表面活性剂十六烷基三甲基溴化铵、胆酸等。两亲性质的聚合物，尤其是嵌段聚合物也会在不同极性的溶剂中形成胶束结构，可以起到类似表面活性剂的作用。

5. 亲和毛细管电泳（ACE）

在缓冲液或管内加入亲和作用试剂，实现物质的分离。如将蛋白质（抗原或抗体）预先固定在毛细管柱内，利用抗原-抗体的特异性识别反应，毛细管电泳的高效快速分离能力、激光诱导荧光检测器的高灵敏度，来分离检测样品混合物中能与固定化蛋白质特异结合的组分。

当以毛细管填充管为分离载体时毛细管电泳有以下几种模式。

6. 毛细管凝胶电泳（CGE）

在毛细管中装入单体和引发剂引发聚合反应生成凝胶，如聚丙烯酰胺凝胶、琼脂糖凝胶等，这些方法主要用于测定蛋白质、DNA等生物大分子。另外，还可以利用聚合物溶液，如葡聚糖等的筛分作用进行分析，称为毛细管无胶筛分。有时将它们统称为毛细管筛分电泳，下分为凝胶电泳和无胶筛分两类。

7. 毛细管电色谱（CEC）

将细粒径固定相填充到毛细管中或在毛细管内壁涂覆固定相，或以聚合物原位交联聚合的形式在毛细管内制备聚合物整体柱，以电渗流驱动操作缓冲液

（有时再加辅助压力）进行分离。分析方式根据填料不同，可分为正相、反相及离子交换等模式。

除以上常用的单根毛细管电泳外，还有利用一根以上的毛细管进行分离的毛细管阵列电泳以及芯片毛细管电泳。

8. 毛细管阵列电泳（CAE）

通常毛细管电泳一次分析只能分析一个样品，要高通量地分析样品就需要多根毛细管阵列，这就是毛细管阵列电泳。毛细管阵列电泳仪主要采用激光诱导荧光检测，分为扫描式检测和成像式检测两种方式，主要应用于DNA的序列分析。

9. 芯片式毛细管电泳（Chip CE）

芯片式毛细管电泳技术是将常规的毛细管电泳操作转移到芯片上进行，利用玻璃、石英或各种聚合物材料加工出微米级通道，通常以高压直流电场为驱动力，对样品进行进样、分离及检测。芯片式毛细管电泳与常规毛细管电泳的分离原理相同，还具备分离时间短、分离效率高、系统体积小且易实现不同操作单元的集成等优势，在分离生物大分子样品方面具有一定的优势。

以上分离模式中，1和4使用较多。5和7分离机理以色谱为主，但对荷电溶质则兼有电泳作用。操作缓冲液中加入各种添加剂可获得多种分离效果。如加入环糊精、衍生化环糊精、冠醚、血清蛋白、多糖、胆酸盐、离子液体或某些抗生素等，可拆分手性化合物；加入有机溶剂可改善某些组分的分离效果，以至可在非水溶液中进行分析。

二、对仪器的一般要求

毛细管电泳仪的主要部件及其性能要求如下。

1. 毛细管

用弹性石英毛细管，内径50 μm和75 μm两种使用较多（毛细管电色谱有时用内径更大些的毛细管）。细内径分离效果好，且焦耳热小，允许施加较高电压；但若采用柱上检测，则因光程较短，其检测限比较粗内径管要差。毛细管长度称为总长度，根据分离度的要求，可选用20~100 cm长度；进样端至检测器间的长度称为有效长度。毛细管常盘放在管架上控制在一定温度下操作，以控制焦耳热、操作缓冲液的黏度和电导率，对测定的重复性很重要。

2. 直流高压电源

采用0~30 kV（或相近）可调节直流电源，可供应约300 μA电流，具有稳压和稳流两种方式可选择。

3. 电极和电极槽

两个电极槽里放入操作缓冲液，分别插入毛细管的进口端与出口端以及铂电极；铂电极连接至直流高压电源，正、负极可切换。多种型号的仪器将试样瓶同时用作电极槽。

4. 冲洗进样系统

每次进样之前毛细管要用不同溶液冲洗，选用自动冲洗进样仪器较为方便。进样方法有压力（加压）进样、负压（减压）进样、虹吸进样和电动（电迁移）进样等。进样时通过控制压力或电压及时间来控制进样量。

5. 检测系统

紫外-可见分光检测器、激光诱导荧光检测器、电化学检测器、质谱检测器、核磁共振检测器、化学发光检测器、LED检测器、共振瑞利散射光谱检测等。其中以紫外-可见分光光度检测器应用最广，包括单波长、程序波长和二极管阵列检测器。将毛细管接近出口端的外层聚合物剥去约 2 mm 一段，使石英管壁裸露，毛细管两侧各放置一个石英聚光球，使光源聚焦在毛细管上，透过毛细管到达光电池。对无光吸收（或荧光）溶质的检测，可选用适当的紫外或荧光衍生试剂与被检测样品进行柱前、柱上或柱后化学反应来实现溶质的分离与检测。还可采用间接测定法，即在操作缓冲液中加入对光有吸收（或荧光）的添加剂，在溶质到达检测窗口时出现反方向的峰。

6. 数据处理系统

与一般色谱数据处理系统基本相同。

三、系统适用性试验

为考察所配置的毛细管分析系统和设定的参数是否适用，系统适用性的测试项目和方法与高效液相色谱法或气相色谱法相同，相关的计算式和要求也相同；如重复性（相对标准偏差，RSD）、容量因子（k'）、毛细管理论板数（N）、分离度（R）、拖尾因子（T）、线性范围、检测限（LOD）和定量限（LOQ）等，可参照测定。具体指标应符合各品种项下的规定，特别是进样精度和不同荷电溶质迁移速度的差异对分析精密度的影响。

四、基本操作

1. 按照仪器操作手册开机，预热、输入各项参数，如毛细管温度、操作电压、检测波长和冲洗程序等。操作缓冲液需过滤和脱气。冲洗液、缓冲液等放置于样品瓶中，依次放入进样器。

2. 毛细管处理的好坏，对测定结果影响很大。未涂层新毛细管要用较浓碱液在较高温度（例如用1 mol/L氢氧化钠溶液在60 ℃）冲洗，使毛细管内壁生成硅羟基，再依次用0.1 mol/L氢氧化钠溶液、水和操作缓冲液各冲洗数分钟。两次进样中间可仅用缓冲液冲洗，但若发现分离性能改变，则开始须用0.1 mol/L氢氧化钠溶液冲洗，甚至要用浓氢氧化钠溶液升温冲洗。凝胶毛细管、涂层毛细管、填充毛细管的冲洗则应按照所附说明书操作。冲洗时将盛溶液的试样瓶依次置于进样器，设定顺序和时间进行。

3. 操作缓冲液的种类、pH值和浓度以及添加剂（用以增加溶质的溶解度和/或控制溶质的解离度，手性拆分等）的选定对测定结果的影响也很大，应按照各品种项下的规定配制，根据初试的结果调整、优化。

4. 将待测供试品溶液瓶置于进样器中，设定操作参数，如进样压力（电动进样电压）、进样时间、正极端或负极端进样、操作电压或电流、检测器参数等，开始测试。根据初试的电泳谱图调整仪器参数和操作缓冲液，以获得优化结果。而后用优化条件正式测试。

5. 测试完毕后用水冲洗毛细管，注意将毛细管两端浸入水中保存，如果长久不用应将毛细管用氮吹干，最后关机。

6. 定量测定以采用内标法为宜。用加压法或减压法进样时，供试品溶液黏度会影响进样体积，应注意保持试样溶液和对照溶液黏度一致；用电动法进样时，被测组分因电歧视现象和溶液离子强度会影响待测组分的迁移量，也要注意其影响。

附录十　分析方法验证指导原则

分析方法验证（analytical method validation）的目的是证明建立的方法适合于相应检测要求。在建立药品质量标准、变更药品生产工艺或制剂组分、修订原分析方法时，需对分析方法进行验证。生物制品质量控制中采用的方法包括理化分析方法和生物学测定方法，其中理化分析方法的验证原则与化学药品基本相同，所以可参照本指导原则进行，但在进行具体验证时还需要结合生物制品的特点考虑；相对于理化分析方法而言，生物学测定方法存在更多的影响因素，因此本指导原则不涉及生物学测定方法验证的内容。

验证的分析项目有：鉴别试验、杂质测定（限度或定量分析）、含量测定（包括特性参数和含量/效价测定，其中特性参数如：药物溶出度、释放度等）。

验证的指标有：专属性、准确度、精密度（包括重复性、中间精密度和重现性）、检测限、定量限、线性、范围和耐用性。在分析方法验证中，须用标准物质进行试验。由于分析方法具有各自的特点，并随分析对象而变化，因此需要视具体情况拟订验证的指标。表1中列出的分析项目和相应的验证指标可供参考。

表1　检验项目和验证参数

指标	项目			
	鉴别	杂质测定		含量测定 特性参数 含量或效价测定
		定量	限度	
专属性[2]	+	+	+	+
准确度	−	+	−	+
精密度				

续表1

指标	项目			
	鉴别	杂质测定		含量测定 特性参数 含量或效价测定
		定量	限度	
重复性	−	+	−	+
中间精密度	−	+①	−	+①
检测限	−	+③	−	−
定量限	−	+	−	+
线性	−	+	−	+
范围	−	+	−	+
耐用性	+	+	+	+

①已有重现性验证，不需验证中间精密度。

②如一种方法不够专属，可用其他分析方法予以补充。

③视具体情况予以验证。

方法验证内容如下。

1.专属性

专属性系指在其他成分（如杂质、降解产物、辅料等）可能存在下，采用的分析方法能正确测定出被测物的能力。鉴别反应、杂质检查和含量测定方法，均应考察其专属性。如方法专属性不强，应采用一种或多种不同原理的方法予以补充。

（1）鉴别反应

应能区分可能共存的物质或结构相似的化合物。不含被测成分的供试品，以及结构相似或组分中的有关化合物，应均呈阴性反应。

（2）含量测定和杂质测定

采用的色谱法和其他分离方法，应附代表性图谱，以说明方法的专属性，并应标明诸成分在图中的位置，色谱法中的分离度应符合要求。

在杂质对照品可获得的情况下，对于含量测定，试样中可加入杂质或辅料，考察测定结果是否受干扰，并可与未加杂质或辅料的试样比较测定结果。对于杂质检查，也可向试样中加入一定量的杂质，考察杂质之间能否得到分离。

在杂质或降解产物不能获得的情况下，可将含有杂质或降解产物的试样进行测定,与另一个经验证的方法或药典方法比较结果。也可用强光照射、高温、高湿、酸(碱)水解或氧化的方法进行强制破坏,以研究可能的降解产物和降解途径对含量测定和杂质测定的影响。含量测定方法应比对两种方法的结果,杂质检查应比对检出的杂质个数,必要时可采用光电二极管阵列检测和质谱检测,进行峰纯度检查。

2.准确度

准确度系指用所建立方法测定的结果与真实值或参比值接近的程度,一般用回收率(%)表示。准确度应在规定的线性范围内试验。准确度也可由所测定的精密度、线性和专属性推算出来。

在规定范围内,取同一浓度(相当于100%浓度水平)的供试品,用至少6份样品的测定结果进行评价;或设计至少3种不同浓度,每种浓度分别制备至少3份供试品溶液进行测定,用至少9份样品的测定结果进行评价,且浓度的设定应考虑样品的浓度范围。两种方法的选定应考虑分析的目的和样品的浓度范围。

(1)化学药含量测定方法的准确度

原料药可用已知纯度的对照品或供试品进行测定,或用所测结果与已知准确度的另一个方法测定的结果进行比较。制剂可在处方量空白辅料中,加入已知量被测物对照品进行测定。如不能得到制剂辅料的全部组分,可向待测制剂中加入已知量的被测物进行测定,或用所建立方法的测定结果与已知准确度的另一个方法测定结果进行比较。

(2)化学药杂质定量测定的准确度

可向原料药或制剂中加入已知量杂质对照品进行测定。如不能得到杂质对照品,可用所建立的方法与另一成熟方法(如药典标准方法或经过验证的方法)的测定结果进行比较。

(3)中药化学成分测定方法的准确度

可用已知纯度的对照品进行加样回收率测定,即向已知被测成分含量的供试品中再精密加入一定量的已知纯度的被测成分对照品,依法测定。用实测值与供试品中含有量之差,除以加入对照品量计算回收率。在加样回收试验中须注意对照品的加入量与供试品中被测成分含有量之和必须在标准曲线线性范围之内;加入的对照品的量要适当,过小则引起较大的相对误差,过大则干扰成分相对减少,真实性差。

(4)数据要求

对于化学药应报告已知加入量的回收率(%),或测定结果平均值与真实值之差及其相对标准偏差或置信区间(置信度一般为95%);对于中药应报告供试品取样量、供试品中含有量、对照品加入量、测定结果和回收率（%）计算值，以及回收率（%）的相对标准偏差（RSD%）或置信区间。样品中待测定成分含量和回收率限度关系可参考表2。在基质复杂、组分含量低于0.01%及多成分等分析中，回收率限度可适当放宽。

表2　样品中的待测成分含量和回收率限度

| 待测成分含量 | | | 待测定成分质量分数 | 回收率限度 |
(%)	(10^{-6}或10^{-9})	(mg/g 或 μg/g)	(g/g)	(%)
100	—	1000 mg/g	1.0	98～101
10	100 000×10^{-6}	100 mg/g	0.1	92～102
1	10 000×10^{-6}	10 mg/g	0.01	92～105
0.1	1000×10^{-6}	1 mg/g	0.001	90～108
0.01	100×10^{-6}	100 μg/g	0.0001	85～110
0.001	10×10^{-6}	10 μg/g	0.00 001	80～115
0.0001	1×10^{-6}	1 μg/g	0.000 001	75～120
	10×10^{-9}	0.01 μg/g	0.000 000 01	70～125

此表源自 AOAC《Guidelines for Single Laboratory Validation of Chemical Methods for Dietary Supplements and Botanicals》。

3.精密度

精密度系指在规定的测定条件下，同一份均匀供试品，经多次取样测定所得结果之间的接近程度。精密度一般用偏差、标准偏差或相对标准偏差表示。

在相同条件下，由同一个分析人员测定所得结果的精密度称为重复性；在同一实验室内的条件改变，如不同时间、不同分析人员、不同设备等测定结果之间的精密度，称为中间精密度；不同实验室测定结果之间的精密度，称为重现性。

含量测定和杂质的定量测定应考察方法的精密度。

（1）重复性

在规定范围内，取同一浓度（分析方法拟定的样品测定浓度，相当于100%浓度水平）的供试品，用至少6份的测定结果进行评价；或设计至少3种不同浓度，每种浓度分别制备至少3份供试品溶液进行测定，用至少9份样品的测定结果进行评价。采用至少9份测定结果进行评价时，浓度的设定应考虑样品的浓度范围。

（2）中间精密度

考察随机变动因素，如不同日期、不同分析人员、不同仪器对精密度的影响，应进行中间精密度试验。

（3）重现性

国家药品质量标准采用的分析方法，应进行重现性试验，如通过不同实验室协同检验获得重现性结果。协同检验的目的、过程和重现性结果均应记载在起草说明中。应注意重现性试验所用样品质量的一致性及贮存运输中的环境对该一致性的影响，以免影响重现性试验结果。

（4）数据要求

均应报告标准偏差、相对标准偏差或置信区间。样品中待测定成分含量和精密度RSD可接受范围参考表3（可接受范围可在给出数值0.5～2倍区间，计算公式，重复性：$RSD_r = c^{-0.15}$；重现性：$RSD_R = 2c^{-0.15}$，其中 c 为待测定成分含量）。在基质复杂、组分含量低于0.01%及多成分等分析中，精密度限度可适当放宽。

表3　样品中待测定成分的含量与精密度可接受范围关系

待测成分含量			待测定成分质量分数	重复性	重现性
（%）	（×10^{-6}或10^{-9}）	（mg/g 或 μg/g）	（g/g）	（RSD_r%）	（RSD_R%）
100	—	1000 mg/g	1.0	1	2
10	100 000×10^{-6}	100 mg/g	0.1	1.5	3
1	10 000×10^{-6}	10 mg/g	0.01	2	4
0.1	1000×10^{-6}	1 mg/g	0.001	3	6
0.01	100×10^{-6}	100 μg/g	0.0001	4	8
0.001	10×10^{-6}	10 μg/g	0.00 001	6	11
0.0001	1×10^{-6}	1 μg/g	0.000 001	8	16
	10$10^{-9}$	0.01 μg/g	0.000 000 01	15	32

4.检测限

检测限系指试样中被测物能被检测出的最低量。检测限仅作为限度试验指标和定性鉴别的依据，没有定量意义。常用的方法如下。

（1）直观法

用已知浓度的被测物，试验出能被可靠地检测出的最低浓度或量。

（2）信噪比法

信噪比法用于能显示基线噪声的分析方法，即把已知低浓度试样测出的信号与空白样品测出的信号进行比较，计算出能被可靠地检测出的被测物质最低浓度或量。一般以信噪比为3∶1时相应浓度或注入仪器的量确定检测限。

（3）基于响应值标准偏差和标准曲线斜率法

按照 $LOD=3.3\delta/S$ 公式计算。

式中：LOD 为检测限；

δ 为响应值的偏差；

S 为标准曲线的斜率。

δ 可以通过下列方法测得：①测定空白值的标准偏差；②标准曲线的剩余标准偏差或是截距的标准偏差。

（4）数据要求

上述计算方法获得的检测限数据须用含量相近的样品进行验证。应附测定图谱，说明试验过程和检测限结果。

5.定量限

定量限系指试样中被测物能被定量测定的最低量，其测定结果应符合准确度和精密度要求。对微量或痕量药物分析、定量测定药物杂质和降解产物时，应确定方法的定量限。常用的方法如下。

（1）直观法

用已知浓度的被测物，试验出能被可靠地定量测定的最低浓度或量。

（2）信噪比法

信噪比法用于能显示基线噪声的分析方法，即将已知低浓度试样测出的信号与空白样品测出的信号进行比较，计算出能被可靠地定量的被测物质的最低浓度或量。一般以信噪比为10∶1时相应浓度或注入仪器的量确定定量限。

（3）基于响应值标准偏差和标准曲线斜率法

按照 $LOQ=10\delta/S$ 公式计算。

式中：LOQ 为定量限；

δ 为响应值的偏差；

S 为标准曲线的斜率。

δ 可以通过下列方法测得：①测定空白值的标准偏差；②采用标准曲线的剩余标准偏差或是截距的标准偏差。

（4）数据要求

上述计算方法获得的定量限数据须用含量相近的样品进行验证。应附测试图谱，说明测试过程和定量限结果，包括准确度和精密度验证数据。

6. 线性

线性系指在设计的范围内，试验结果与试样中被测物浓度直接呈比例关系的能力。应在设计的范围内测定线性关系。可用同一对照品贮备液经精密稀释，或分别精密称取对照品，制备一系列对照品溶液的方法进行测定，至少制备5个不同浓度水平。以测得的响应信号作为被测物浓度的函数作图，观察是否呈线性，再用最小二乘法进行线性回归。必要时，响应信号可经数学转换，再进行线性回归计算，或者可采用描述浓度−响应关系的非线性模型。数据要求：应列出回归方程、相关系数、残差平方和、线性图（或其他数学模型）。

7. 范围

范围系指分析方法能达到精密度、准确度和线性要求时的高、低限浓度或量的区间。范围应根据分析方法的具体应用及其线性、准确度、精密度结果和要求确定。原料药和制剂含量测定，范围一般为测定浓度的80%～120%；制剂含量均匀度检查，范围一般为测定浓度的70%～130%，特殊剂型，如气雾剂和喷雾剂，范围可适当放宽；溶出度或释放度中的溶出量测定，范围一般为限度的±30%，如规定了限度范围，则应为下限的−20%至上限的+20%；杂质测定，范围应根据初步实际测定数据，拟订为规定限度的±20%。如果一个试验同时进行含量测定和纯度检查，且仅使用100%的对照品，线性范围应覆盖杂质的报告水平至规定含量的120%。在中药分析中，范围应根据分析方法的具体应用和线性、准确度、精密度结果及要求确定。对于有毒的、具有特殊功效或药理作用的成分，其验证范围应大于被限定含量的区间。溶出度或释放度中的溶出量测定，范围一般为限度的±30%。

8. 耐用性

耐用性系指在测定条件有小的变动时，测定结果不受影响的承受程度，为所建立的方法用于常规检验提供依据。开始研究分析方法时，就应考虑其耐用性。如果测试条件要求苛刻，则应在方法中写明，并注明可以接受变动的范围，可以先采用均匀设计确定主要影响因素，再通过单因素分析等确定变动范围。典型的变动因素有被测溶液的稳定性、样品的提取次数、时间等。液相色谱法中典型的变动因素有流动相的组成和pH值、不同品牌或不同批号的同类型色谱柱、柱温、流速等。气相色谱法的变动因素有不同品牌或批号的色谱柱、不同类型的担体、载气流速、柱温、进样口和检测器温度等。经试验，测定条件小的变动应能满足系统适用性试验要求，以确保方法的可靠性。

附录十一　生物样品定量分析方法验证指导原则

一、范围

准确测定生物基质（如全血、血清、血浆、尿）中的药物浓度，对于药物和制剂研发非常重要。这些数据可被用于支持药品的安全性和有效性，或根据毒动学、药动学和生物等效性试验的结果做出关键性决定。因此，必须完整地验证和记录应用的生物分析方法，以获得可靠的结果。

本指导原则提供生物分析方法验证的要求，也涉及非临床或临床试验样品实际分析的基本要求，以及何时可以使用部分验证或交叉验证，来替代完整验证。本指导原则二和三主要针对色谱分析方法，四针对配体结合分析方法。

生物样品定量分析方法验证和试验样品分析应符合本指导原则的技术要求。应该在相应的生物样品分析中遵守 GLP 原则或 GCP 原则。

二、生物分析方法验证

（一）分析方法的完整验证

分析方法验证的主要目的是，证明特定方法对于测定在某种生物基质中分析物浓度的可靠性。此外，方法验证应采用与试验样品相同的抗凝剂。一般应对每个新分析方法和新分析物进行完整验证。当难以获得相同的基质时，可以采用适当基质替代，但要说明理由。

一个生物分析方法的主要特征包括：选择性、定量下限、响应函数和校正范围（标准曲线性能）、准确度、精密度、基质效应、分析物在生物基质以及溶液中储存和处理全过程中的稳定性。

有时可能需要测定多个分析物。这可能涉及两种不同的药物，也可能涉及一个母体药物及其代谢物，或一个药物的对映体或异构体。在这些情况下，验证和分析的原则适用于所有涉及的分析物。

对照标准物质

在方法验证中，含有分析物对照标准物质的溶液将被加到空白生物基质中。此外，色谱方法通常使用适当的内标。

应该从可追溯的来源获得对照标准物质。应该科学论证对照标准物质的适用性。分析证书应该确认对照标准物质的纯度，并提供储存条件、失效日期和批号。对于内标，只要能证明其适用性即可，例如显示该物质本身或其相关的任何杂质不产生干扰。

当在生物分析方法中使用质谱检测时，推荐尽可能使用稳定同位素标记的内标。它们必须具有足够高的同位素纯度，并且不发生同位素交换反应，以避免结果的偏差。

1. 选择性

该分析方法应该能够区分目标分析物和内标与基质的内源性组分或样品中的其他组分。应该使用至少6个受试者的适宜的空白基质来证明选择性（动物空白基质可以不同批次混合），它们被分别分析并评价干扰。当干扰组分的响应低于分析物定量下限响应的20%，并低于内标响应的5%时，通常即可以接受。

应该考察药物代谢物、经样品预处理生成的分解产物以及可能的同服药物引起干扰的程度。在适当情况下，也应该评价代谢物在分析过程中回复转化为母体分析物的可能性。

2. 残留

应该在方法建立中考察残留并使之最小。残留可能不影响准确度和精密度。应通过在注射高浓度样品或校正标样后，注射空白样品来估计残留。高浓度样品之后在空白样品中的残留应不超过定量下限的20%，并且不超过内标的5%。如果残留不可避免，应考虑特殊措施，在方法验证时检验并在试验样品分析时应用这些措施，以确保不影响准确度和精密度。这可能包括在高浓度样品后注射空白样品，然后分析下一个试验样品。

3. 定量下限

定量下限是能够被可靠定量的样品中分析物的最低浓度，具有可接受的准确度和精密度。定量下限是标准曲线的最低点，应适用于预期的浓度和试验目的。

4. 标准曲线

应该在指定的浓度范围内评价仪器对分析物的响应，获得标准曲线。通过加已知浓度的分析物（和内标）到空白基质中，制备各浓度的校正标样，其基质应该与目标试验样品基质相同。方法验证中研究的每种分析物和每一分析批，都应该有一条标准曲线。

在进行分析方法验证之前，最好应该了解预期的浓度范围。标准曲线范围应该尽量覆盖预期浓度范围，由定量下限和定量上限（校正标样的最高浓度）来决定。该范围应该足够描述分析物的药动学。

应该使用至少6个校正浓度水平，不包括空白样品（不含分析物和内标的处理过的基质样品）和零浓度样品（含内标的处理过的基质）。每个校正标样可以被多次处理和分析。

应该使用简单且足够描述仪器对分析物浓度响应的关系式。空白样品和零浓度样品结果不应参与计算标准曲线参数。

应该提交标准曲线参数，测定校正标样后回算得出的浓度应一并提交。在方法验证中，至少应该评价3条标准曲线。

校正标样回算的浓度一般应该在标示值的±15%以内，定量下限处应该在±20%内。至少75%校正标样，含最少6个有效浓度，应满足上述标准。如果某个校正标样结果不符合这些标准，应该拒绝这一标样，不含这一标样的标准曲线应被重新评价，包括回归分析。

最好使用新鲜配制的样品建立标准曲线，但如果有稳定性数据支持，也可以使用预先配制并储存的校正标样。

5. 准确度

分析方法的准确度描述该方法的测得值与分析物标示浓度的接近程度，表示为：（测得值/真实值）×100%。应采用加入已知量分析物的样品来评估准确度，即质控样品。质控样品的配制应该与校正标样分开进行，使用另行配制的储备液。

应该根据标准曲线分析质控样品，将获得的浓度与标示浓度对比。准确度应报告为标示值的百分比。应通过单一分析批（批内准确度）和不同分析批（批间准确度）获得质控样品值来评价准确度。

为评价一个分析批中不同时间的任何趋势，推荐以质控样品分析批来证明准确度，其样品数不少于一个分析批预期的样品数。

批内准确度

为了验证批内准确度，应取一个分析批的定量下限及低浓度质控样品、中浓度质控样品、高浓度质控样品，每个浓度至少用5个样品。浓度水平覆盖标准曲线范围：定量下限，在不高于定量下限浓度3倍的低浓度质控样品，标准曲线范围中部附近的中浓度质控样品，以及标准曲线范围上限约75%处的高浓度质控样品。准确度均值一般应在质控样品标示值的±15%之内，定量下限准确度应在标示值的±20%范围内。

批间准确度

通过至少3个分析批，且至少2天进行，每批用定量下限以及低浓度质控样品、中浓度质控样品、高浓度质控样品，每个浓度至少5个测定值来评价。准确度均值一般应在质控样品标示值的±15%范围内；对于定量下限，应在标示值的±20%范围内。

报告的准确度和精密度的验证数据应该包括所有获得的测定结果，但是已经记录明显失误的情况除外。

6. 精密度

分析方法的精密度描述分析物重复测定的接近程度，定义为测量值的相对标准差（变异系数）。应使用与证明准确度相同分析批样品的结果，获得在同一批内和不同批间定量下限以及低浓度质控样品、中浓度质控样品、高浓度质控样品的精密度。

对于验证批内精密度，至少需要一个分析批的4个浓度，即定量下限以及低浓度、中浓度、高浓度，每个浓度至少5个样品。对于质控样品，批内变异系数一般不得超过15%，定量下限的变异系数不得超过20%。

对于验证批间精密度，至少需要3个分析批（至少2天）的定量下限以及低浓度、中浓度、高浓度，每个浓度至少5个样品。对于质控样品，批间变异系数一般不得超过15%，定量下限的变异系数不得超过20%。

7. 稀释可靠性

样品稀释不应影响准确度和精密度。应该通过向基质中加入分析物至高于定量上限浓度，并用空白基质稀释该样品（每个稀释因子至少5个测定值），来证明稀释的可靠性。准确度和精密度应在±15%之内，稀释的可靠性应该覆盖试验样品所用的稀释倍数。

可以通过部分方法验证来评价稀释可靠性。如果能够证明其他基质不影响精密度和准确度，也可以接受其使用。

8. 基质效应

当采用质谱方法时，应该考察基质效应。使用至少6批来自不同供体的空白基质，不应使用合并的基质。如果基质难以获得，则使用少于6批基质，但应该说明理由。

对于每批基质，应该通过计算基质存在下的峰面积（由空白基质提取后加入分析物和内标测得）与不含基质的相应峰面积（分析物和内标的纯溶液）比值，计算每一分析物和内标的基质因子。进一步通过分析物的基质因子除以内标的基质因子，计算经内标归一化的基质因子。从6批基质计算的内标归一化的基质因子的变异系数不得大于15%。该测定应分别在低浓度和高浓度下进行。

如果不能适用上述方式，例如采用在线样品预处理的情况，则应该通过分析至少6批基质，分别加入高浓度和低浓度（定量下限浓度3倍以内以及接近定量上限），来获得批间响应的变异。其验证报告应包括分析物和内标的峰面积，以及每一样品的计算浓度。这些浓度计算值的总体变异系数不得大于15%。

除正常基质外，还应关注其他样品的基质效应，例如溶血的或高血脂的血浆样品等。

9. 稳定性

必须在分析方法的每一步骤确保稳定性。用于检查稳定性的条件，例如样品基质、抗凝剂、容器材料、储存和分析条件，都应该与实际试验样品的条件相似。用文献报道的数据证明稳定性是不够的。

采用低浓度质控样品和高浓度质控样品（空白基质加入分析物至定量下限浓度3倍以内以及接近定量上限），在预处理后以及在所评价的条件储存后立即分析。由新鲜制备的校正标样获得标准曲线，根据标准曲线分析质控样品，将测得的浓度与标示浓度相比较，每一浓度的均值与标示浓度的偏差应在±15%范围内。

应通过适当稀释，考虑到检测器的线性和测定范围，检验储备液和工作溶液的稳定性。

稳定性检查应考察不同储存条件，时间尺度应不小于试验样品储存的时间。

通常应该进行下列稳定性考察。

（1）分析物和内标的储备液和工作溶液的稳定性。

（2）从冰箱储存条件到室温或样品处理温度，基质中分析物的冷冻和融化稳定性。

（3）基质中分析物在冰箱储存的长期稳定性。

此外，如果适用，也应该进行下列考察。

（4）处理过的样品在室温下或在试验过程储存条件下的稳定性。

（5）处理过的样品在自动进样器温度下的稳定性。

在多个分析物试验中，特别是对于生物等效性试验，应该关注每个分析物在含所有分析物基质中的稳定性。

应特别关注受试者采血时，以及在储存前预处理的基质中分析物的稳定性，以确保由分析方法获得的浓度反映受试者采样时刻的分析物浓度。可能需要根据分析物的结构，按具体情况证明其稳定性。

（二）部分验证

在对已被验证的分析方法进行小幅改变情况下，根据改变的实质内容，可能需要部分方法验证。可能的改变包括：生物分析方法转移到另一个实验室，改变仪器、校正浓度范围、样品体积，其他基质或物种，改变抗凝剂、样品处理步骤、储存条件等。应报告所有的改变，并对重新验证或部分验证的范围说明理由。

（三）交叉验证

应用不同方法从一项或多项试验获得数据，或者应用同一方法从不同试验地点获得数据时，需要互相比较这些数据时，需要进行分析方法的交叉验证。如果可能，应在试验样品被分析之前进行交叉验证，同一系列质控样品或试验样品应被两种分析方法测定。对于质控样品，不同方法获得的平均准确度应在±15%范围内，如果放宽，应该说明理由。对于试验样品，至少67%样品测得的两组数值差异应在两者均值的±20%范围内。

三、试验样品分析

在分析方法验证后，可以进行试验样品或受试者样品分析。需要在试验样品分析开始前证实生物分析方法的效能。

应根据已验证的分析方法处理试验样品以及质控样品和校正标样，以保证分析批被接受。

（一）分析批

一个分析批包括空白样品和零浓度样品，包括至少6个浓度水平的校正标样，至少3个浓度水平质控样品（低浓度双重样品、中浓度双重样品、高浓度双重样品，或至少试验样品总数的5%，两者中取数目更多者），以及被分析的试验样品。所有样品（校正标样、质控样品和试验样品）应按照它们将被分析的顺序，在同一样品批中被处理和提取。一个分析批包括的样品在同一时间处理，即没有时间间隔，由同一分析者相继处理，使用相同的试剂，保持一致的条件。质控样品应该分散到整个批中，以此保证整个分析批的准确度和精密度。

对于生物等效性试验，建议一名受试者的全部样品在同一分析批中分析，以减少结果的变异。

（二）分析批的接受标准

应在分析试验计划或标准操作规程中，规定接受或拒绝一个分析批的标准。在整个分析批包含多个部分批次的情况下，应该针对整个分析批，也应该针对分析批中每一部分批次样品定义接受标准。应该使用下列接受标准。

校正标样测定回算浓度一般应在标示值的±15%范围内，定量下限应在±20%范围内。不少于6个校正标样，至少75%标样应符合这些标准。如果校正标样中有一个不符合标准，则应该拒绝这个标样，重新计算不含该标样的标准曲线，并进行回归分析。

质控样品的准确度值应该在标示值的±15%范围内。至少67%质控样品，且每一浓度水平至少50%样品应符合这一标准。在不满足这些标准的情况下，应该拒绝该分析批，相应的试验样品应该重新提取和分析。

在同时测定几个分析物的情况下，对每个分析物都要有一条标准曲线。如果一个分析批对于一个分析可以接受，而对于另一个分析物不能接受，则接受的分析物数据可以被使用，但应该重新提取和分析样品，测定被拒绝的分析物。

如果使用多重校正标样，其中仅一个定量下限或定量上限标样不合格，则校正范围不变。

所有接受的分析批，每个浓度质控样品的平均准确度和精密度应该列表，并在分析报告中给出。如果总平均准确度和精密度超过15%，则需要进行额外的考察，说明该偏差的理由。在生物等效性试验情况下，这可能导致数据被拒绝。

（三）校正范围

如果在试验样品分析开始前，已知或预期试验样品中的分析物浓度范围窄，则推荐缩窄标准曲线范围，调整质控样品浓度，或者适当加入质控样品新的浓度，以充分反映试验样品的浓度。

如果看起来很多试验样品的分析物浓度高于定量上限，在可能的情况下，应该延伸标准曲线的范围，加入额外浓度的质控样品或改变其浓度。

至少2个质控样品浓度应该落在试验样品的浓度范围内。如果标准曲线范围被改变，则生物分析方法应被重新验证（部分验证），以确认响应函数并保证准确度和精密度。

（四）试验样品的重新分析和报告值选择

应该在试验计划或标准操作规程中预先确定重新分析试验样品的理由以及选择报告值的标准。在试验报告中应该提供重新分析的样品数目以及占样品总数的比例。

重新分析试验样品可能基于下列理由。

（1）由于校正标样或质控样品的准确度或精密度不符合接受标准，导致一个分析批被拒绝。

（2）内标的响应与校正标样和质控样品的内标响应差异显著。

（3）进样不当或仪器功能异常。

（4）测得的浓度高于定量上限，或低于该分析批的定量下限，且该批的最低浓度标样从标准曲线中被拒绝，导致比其他分析批的定量下限高。

（5）在给药前样品或安慰剂样品中测得可定量的分析物。

（6）色谱不佳。

对于生物等效性试验，通常不能接受由于药动学理由重新分析试验样品。

在由于给药前样品阳性结果或者由于药动学原因进行重新分析的情况下，应该提供重新分析样品的身份、初始值、重新分析的理由、重新分析获得值、最终接受值以及接受理由。

在仪器故障的情况下，如果已经在方法验证时证明了重新进样的重现性和进样器内稳定性，则可以将已经处理的样品重新进样。但对于拒绝的分析批，则需要重新处理样品。

（五）色谱积分

应在标准操作规程中描述色谱的积分以及重新积分。任何对该标准操作规程的偏离都应在分析报告中讨论。实验室应该记录色谱积分参数，在重新积分的情况下，记录原始和最终的积分数据，并在要求时提交。

（六）用于评价方法重现性的试验样品再分析

在方法验证中使用校正标样和质控样品可能无法模拟实际试验样品。例如，蛋白结合、已知和未知代谢物的回复转化、样品均一性或同服药物引起的差异，可能影响这些样品在处理和储存过程中分析物的准确度和精密度。因此，推荐通过在不同天后，在另外一个分析批中重新分析试验样品来评价实际样品测定的准确度。检验的范围由分析物和试验样品决定，并应该基于对分析方法和分析物的深入理解。建议获得附近和消除相样品的结果，一般应该重新分析10%样品，如果样品总数超过1000，则超出部分重新分析5%样品。

对于至少67%的重复测试，原始分析测得的浓度和重新分析测得的浓度之间的差异应在两者均值的±20%范围内。

在试验样品再分析显示偏差结果的情况下，应该进行考察，采取足够的步骤优化分析方法。

至少在下列情形下，应该进行试验样品的再分析：

（1）毒动学试验，每个物种一次。

（2）所有关键性的生物等效性试验。

（3）首次用于人体的药物试验。

（4）首次用于患者的药物试验。

（5）首次用于肝功能不全或肾功能不全患者的药物试验。

对于动物试验，可能仅需要在早期关键性试验中进行实际样品的再分析，例如涉及给药剂量和测得浓度关系的试验。

四、配体结合分析

配体结合分析主要用于大分子药物。前述的验证原则以及对试验样品分析的考虑一般也适用。但是由于大分子药物固有的特点和结构复杂性，使其难以被提取，所以常常在无预先分离的情况下测定分析物。此外，方法的检测终点并不直接来自分析物的响应，而来自其他结合试剂产生的间接信号。配体结合分析中，每个校正标样、质控样品以及待测样品一般都采用复孔分析。如无特殊说明，本节以双孔分析为原则。

（一）方法验证前的考量

1. 标准品选择

生物大分子具有不均一性，其中成分的效价与免疫反应可能存在差异。因此应对标准品进行充分表征。应尽量使用纯度最高的标准品。用于配制校正标样和质控样品的标准品应尽量与临床试验和非临床试验使用的受试品批号相同。标准品批号变更时，应尽量对其进行表征和生物分析评价，以确保方法性不变。

2. 基质选择

一般不推荐使用经炭吸附、免疫吸附等方法提取过的基质，或透析血清、蛋白缓冲液等替代实际样品基质建立分析方法。但在某些情况下，复杂生物基质中可能存在高浓度与分析物结构相关的内源性物质，其高度干扰导致根本无法测定分析物。在无其他可选定量策略的前提下，允许使用替代基质建立分析方法。但应对使用替代基质建立方法的必要性加以证明。

可采用替代基质建立标准曲线，但质控样品必须用实际样品基质配制，应通过计算准确度来证明基质效应的消除。

3. 最低需求稀释度的确定

分析方法建立与验证过程中，可能需要对基质进行必要的稀释，以降低其产生的高背景信号。在此情况下，应考察最低需求稀释度。它是指分析方法中为提高信噪比、减少基质干扰、优化准确度与精密度而必须使用缓冲液对生物样品进行稀释的最小倍数。应使用与试验样品相同的基质来配制加药样品来确定最低需求稀释度。

4. 试剂

方法的关键试剂，如结合蛋白、适配子、抗体或偶联抗体、酶等，对分析结果会产生直接影响，因此须确保质量。如果在方法验证或样品分析过程中，关键试剂批次发生改变，须确认方法性能不因此改变，从而确保不同批次结果的一致性。

无论是关键试剂，还是缓冲液、稀释液、酸化剂等非关键试剂，都应对维持其稳定性的保障条件进行记录，以确保方法性能长期不变。

（二）方法验证

1. 完整验证
（1）标准曲线与定量范围

标准曲线反映了分析物浓度与仪器响应值之间的关系。在配体结合分析方法中，标准曲线的响应函数是间接测得的，一般呈非线性，常为S形曲线。

应使用至少6个有效校正标样浓度建立标准曲线。校正标样应在预期定量范围对数坐标上近似等距离分布。除校正标样外，可使用锚定点辅助曲线拟合。

验证过程中，须至少对6个独立的分析批进行测定，结果以列表形式报告，以确定标准曲线回归模型整体的稳健性。拟合时，一条标准曲线允许排除由于明确或不明原因产生失误的浓度点。排除后应至少有75%的校正标样回算浓度在标示值的±20%（定量下限与定量上限在±25%）范围内。定量下限与定量上限之间的浓度范围为标准曲线的定量范围。锚定点校正样品是处于定量范围之外的标样点，用于辅助拟合配体结合分析的非线性回归标准曲线，因其在定量范围之外，可不遵循上述接受标准。

（2）特异性

特异性是指在样品中存在相关干扰物质的情况下，分析方法能够准确、专一地测定分析物的能力。结构相关物质或预期合用药物应不影响方法对分析物的测定。如在方法建立与验证阶段无法获取结构相关物质，特异性评价可在最初方法验证完成后补充进行。应采用未曾暴露于分析物的基质配制高浓度质控样品与低浓度质控样品，加入递增浓度的相关干扰物质或预期合用药物进行特异性考察。未加入分析物的基质也应同时被测量。要求80%以上的质控样品准确度在±20%范围内（如果在定量下限水平，则在±25%范围内），且未加入分析物的基质的测量值应低于定量下限。

（3）选择性

方法的选择性是指基质中存在非相关物质的情况下，准确测定分析物的能力。由于生物大分子样品一般不经提取，基质中存在的非相关物质可能会干扰分析物的测定。应通过向至少10个不同来源的基质加入定量下限和定量上限水平的分析物来考察选择性，也应同时测量未加入分析物的基质。选择性考察要求80%以上的样品准确度在±20%范围内（如果在定量下限水平，则在±25%范围内），且未加入分析物的基质的测量值应低于定量下限。如果干扰具有浓度依赖性，则须测定发生干扰的最低浓度。在此情况下，可能需要在方法验证之前调整定量下限。根据项目需要，可能需要针对病人群体基质或特殊基质（如溶血基质或高血脂基质）考察选择性。

（4）精密度与准确度

应选择至少5个浓度的质控样品进行准确度、精密度以及方法总误差考察，包括定量下限浓度、低浓度质控（定量下限浓度的3倍以内）、中浓度质控（标准曲线中段）、高浓度质控（定量上限浓度75%以上）以及定量上限浓度质控。低浓度质控、中浓度质控、高浓度质控标示值不得与校正标样浓度标示值相同，质控样品应经过冷冻，并与试验样品采用相同的方法进行处理。不建议采用新鲜配制的质控样品进行精密度与准确度考察。批间考察应在数日内进行至少6个独立的分析批测定。每批内应包含至少3套质控样品（每套含至少5个浓度的质控样品）。对于批内准确度和批间准确度，各浓度质控样品的平均浓度应在标示值的±20%（定量下限和定量上限为±25%）范围内。批内精密度和批间精密度均不应超过20%（定量下限和定量上限为25%）。此外，方法总误差（即%相对偏差绝对值与%变异系数之和）不应超过30%（定量下限和定量上限为40%）。

（5）稀释线性

在标准曲线定量范围不能覆盖预期样品浓度的情况下，应使用质控样品进行方法的稀释线性考察，即评价样品浓度超过分析方法的定量上限时，用空白基质将样品浓度稀释至定量范围内后，方法能否准确测定。进行稀释实验的另一目的是考察方法是否存在"前带"或"钩状"效应，即高浓度分析物引起的信号抑制。

稀释线性考察中，稀释至定量范围内的每个质控样品经稀释度校正后的回算浓度应在标示值的±20%范围内，且所有质控样品回算终浓度的精密度不超过20%。

（6）平行性

为发现可能存在的基质效应，或代谢物的亲和性差异，在可获得真实试验样品的情况下，应考虑对标准曲线和系列稀释的试验样品之间进行平行性考察。应选取高浓度试验样品（最好采用超出定量上限的样品），用空白基质将其稀释到至少 3 个不同浓度后进行测定，系列稀释样品间的精密度不应超过 30%。如果存在样品稀释非线性的情况（即非平行性），则应按事先的规定予以报告。如果在方法验证期间无法获得真实试验样品，则应在获得真实试验样品后尽快进行平行性考察。

（7）样品稳定性

应使用低浓度质控样品、高浓度质控样品考察分析物的稳定性。稳定性考察应包括室温或样品处理温度下的短期稳定性以及冻-融稳定性。此外，如果试验样品需要长期冻存，则应在可能冻存样品的每个温度下进行长期稳定性考察。每一浓度质控样品应有 67% 以上的样品浓度在标示值的 ±20% 范围内。

（8）商品化试剂盒

商品化试剂盒可以用来进行试验样品分析，但使用前必须按本指导原则的要求对其进行验证。

2. 部分验证和交叉验证

在二、（二）和二、（三）中叙述的关于验证的各项内容都适用于配体结合分析。

（三）试验样品分析

1. 分析批

配体结合分析中最常使用微孔板，一个微孔板通常为一个分析批。每个微孔板应包含一套独立的标准曲线和质控样品，以校准板间差异。在使用某些平台时，单个样品载体的通量可能有限，此时允许一个分析批包含多个载体。可在该分析批的首个载体与末个载体各设置一套标准曲线，同时在每一载体上设置质控样品。所有样品均应复孔测定。

2. 试验样品分析的接受标准

对于每个分析批，除锚定点外，标准曲线须有 75% 以上的校正标样（至少 6 个）回算浓度在标示值的 ±20%（定量下限和定量上限为 ±25%）范围内。

每块板应含有至少 2 套 3 水平（低浓度、中浓度、高浓度）的复设质控样品。在试验样品测试过程的验证中，质控样品的复设数量应与试验样品分析一致。每块板至少 67% 的质控样品应符合准确度在 ±20% 范围以内，精密度不超过 20% 的标准，且每一浓度水平的质控样品中至少 50% 符合上述标准。

3. 实际样品再分析

在三（六）中关于实际样品再分析的所有论述均适用于配体结合分析。再分析样品的接受标准为初测浓度与复测浓度都在二者均值的±30%范围内，再分析样品中67%以上应符合该接受标准。

五、试验报告

（一）方法验证报告

如果方法验证报告提供了足够详细的信息，则可以引用主要分析步骤的标准操作规程标题，否则应该在报告后面附上这些标准操作规程的内容。

全部源数据应该以其原始格式保存，并根据要求提供。

应该记录任何对验证计划的偏离。

方法验证报告应该包括至少下列信息。

（1）验证结果概要。

（2）所用分析方法的细节，如果参考了已有方法，给出分析方法的来源。

（3）摘要叙述分析步骤（分析物，内标，样品预处理、提取和分析）。

（4）对照标准品（来源，批号，分析证书，稳定性和储存条件）。

（5）校正标样和质控样品（基质，抗凝剂，预处理，制备日期和储存条件）。

（6）分析批的接受标准。

（7）分析批所有数据列表，包括校正范围、响应函数、回算浓度、准确度；所有接受分析批的质控样品结果列表；储备液、工作溶液、质控在所用储存条件下的稳定性数据；选择性、定量下限、残留、基质效应和稀释考察数据。

（8）方法验证中得到的意外结果，充分说明采取措施的理由。

（9）对方法或对标准操作规程的偏离。

所有测定及每个计算浓度都必须出现在验证报告中。

（二）样品分析报告

样品分析报告应该引用该试验样品分析的方法验证报告，还应包括对试验样品的详细描述。

全部源数据应该以其原始格式保存，并根据要求提供。

应该在分析报告中讨论任何对试验计划、分析步骤或标准操作规程的偏离。

分析报告应至少包括下列信息。

（1）对照标准品。

（2）校正标样和质控样品的储存条件。

（3）简要叙述分析批的接受标准，引用特定的试验计划或标准操作规程。

（4）样品踪迹（接收日期和内容，接收时样品状态，储存地点和条件）。

（5）试验样品分析：所有分析批和试验样品列表，包括分析日期和结果；所有接受的分析批的标准曲线结果列表；所有分析批的质控结果列表，落在接受标准之外的数值应该清楚标出。

（6）失败的分析批数目和日期。

（7）对方法或标准操作规程的偏离。

（8）重新分析结果。

试验样品再分析的结果可以在方法验证报告、样品分析报告或者在单独的报告中提供。

对于生物等效性试验等，应在样品分析报告之后按规定附上受试者分析批的全部色谱图，包括相应的质控样品和校正标样的色谱图。

附录十二 药品杂质分析指导原则

本原则用于指导化学合成的原料药及其制剂的杂质分析，并供药品研究、生产、质量标准起草和修订参考。本原则不涵盖生物/生物技术制品、肽、寡聚核苷酸、放射性药品、发酵产品与其半合成产品、中药和来源于动植物的粗制品。

杂质是药品的关键质量属性，可影响产品的安全性和有效性。药品质量标准中的杂质系指在按照经国家药品监督管理部门依法审查批准的工艺和原辅料生产的药品中，由其生产工艺或原料带入的杂质，或在贮存过程中产生的杂质，不包括变更生产工艺或变更原辅料而产生的新杂质，也不包括掺入或污染的外来物质。若药品生产企业变更生产工艺或原辅料引入新的杂质，则需要对原质量标准进行修订，并依法向药品监督管理部门申报批准。药品中不得掺入其组分以外的物质或污染药品。对于假药和劣药，必要时应根据具体情况，采用合适的且经过验证的分析方法予以检测。

一、杂质的分类

药品杂质通常分为有机杂质、无机杂质、残留溶剂。有机杂质可在药品的生产或贮存中引入，也可由药物与辅料或包装结构的相互作用产生，这些杂质可能是已鉴定的或者未鉴定的、挥发性的或非挥发性的，包括起始物、副产物、中间体、降解产物、试剂、配位体和催化剂；其中化学结构与活性成分类似或具有渊源关系的有机杂质，通常称为有关物质。无机杂质可能来源于生产过程，如反应试剂、配位体、催化剂、元素杂质、无机盐和其他物质（例如：过滤介质，活性炭等），一般是已知和确定的。药品中的残留溶剂系指原料药或辅料的生产中以及制剂制备过程中使用的，但在工艺操作过程中未能完全去除的有机溶剂，一般具有已知的毒性。

由于杂质的种类较多，所以，药品质量标准中检查项下杂质的项目名称，应根据国家药典委员会编写的《国家药品标准工作手册》的要求进行规范。如有机杂质的项目名称可参考下列原则选用。

　　1. 检查对象明确为某一物质时，以该杂质的化学名作为检查项目名称，如磷酸可待因中的"吗啡"，氯贝丁酯中的"对氯酚"，盐酸苯海索中的"哌啶苯丙酮"，盐酸林可霉素中的"林可霉素 B"和胰蛋白酶中的"糜蛋白酶"等。如果该杂质的化学名太长，又无通用的简称，可参考螺内酯项下的"巯基化合物"、肾上腺素中的"酮体"、盐酸地芬尼多中的"烯化合物"等，选用相宜的名称。在质量标准起草说明中应写明已明确杂质的结构式。

　　2. 检查对象不能明确为某一单一物质，而又仅知为某一类物质时，则其检查项目名称可采用"其他甾体""其他生物碱""其他氨基酸""还原糖""脂肪酸""芳香第一胺"等。

　　3. 未知杂质，可根据杂质性质选用检查项目名称，如"杂质吸光度""易氧化物""易炭化物""不挥发物""挥发性杂质"等。

二、质量标准中杂质检查项目的确定

　　新原料药和新制剂中的杂质，应按我国新药申报有关要求和 ICH 新原料药中的杂质（Q3A）和新制剂中的杂质（Q3B）指导原则进行研究，必要时对杂质和降解产物进行安全性评价。新药研制部门对在合成、纯化和贮存中实际存在的杂质和潜在的杂质，应采用有效的分离分析方法进行检测。对于表观含量在表 1 鉴定阈值及以上的单个杂质和在鉴定阈值以下但具强烈生物作用的单个杂质或毒性杂质，予以定性或确证其结构。对在药品稳定性试验中出现的降解产物，也应按上述要求进行研究。新药质量标准中的杂质检查项目应包括经质量研究和稳定性考察检出的以及在批量生产中出现的杂质和降解产物，并需制定相应的检查限度。除降解产物和毒性杂质外，原料药中已控制的杂质，制剂中一般不再控制。原料药和制剂中的无机杂质，应根据其生产工艺、起始原料情况确定检查项目，但对于毒性无机杂质，应在质量标准中规定其检查项。药品杂质的报告、鉴定和确证阈值参照 ICH 新原料药中的杂质（Q3A）和新制剂中的杂质（Q3B）指导原则（表 1）。若制定的阈值高于表 1 阈值，则需进行科学评估；若杂质的毒性很大，应制定更低阈值。

　　在仿制药的研制和生产中，如发现其杂质谱与其原研药不同或与已有法定质量标准规定不同，需增加新的杂质检查项目时，也应按上述方法进行研究，申报新的质量标准或对原质量标准进行修订，并报药品监督管理部门审批。

　　多组分药物中共存的异构体一般不作为杂质检查项目，必要时，在质量标准中规定其比例，以保证生产用与申报注册时的原料药一致性。但当共存物质具有毒性时，应作为毒性杂质进行检查。而在单一对映异构体药品中，可能共存的其他对映异构体和非对映异构体应作为杂质检查。

药品多晶型杂质，应参照本药典药品晶型研究及晶型质量控制指导原则（指导原则9015），确定检查项目。

具有遗传毒性的杂质（又称基因毒性杂质），应参照ICH评估和控制药品中DNA反应性（致突变）杂质以降低潜在致癌风险指导原则（M7）进行研究，并确定检查项目。

无机杂质参照ICH元素杂质指导原则（Q3D）进行研究，并确定检查项目。

表1　药品杂质的报告、鉴定和确证阈值

	最大日剂量	报告阈值	鉴定阈值	确证阈值
原料药	≤2 g	0.05%	0.10% 或 1.0 mg TDI[a]	0.15% 或 1.0 mg TDI[a]
	>2 g	0.03%	0.05%	0.05%
	≤1 g	0.1%		
	>1 g	0.05%		
制剂	<1 mg		1.0% 或 5 μg TDI[a]	
	1～10 mg		0.5% 或 20 μg TDI[a]	
	10 mg～2 g		0.2% 或 2 mg TDI[a]	
	>2 g		0.10%	
	<10 mg			1.0% 或 50 μg TDI[a]
	10～100 mg			0.5% 或 200 μg TDI[a]
	100 mg～2 g			0.2% 或 3 mg TDI[a]
	>2 g			0.15%

a取限度低者。

报告阈值（reporting threshold）：超出此阈值的杂质均应在检测报告中报告具体的检测数据。

鉴定阈值（identification threshold）：超出此阈值的杂质均应进行定性分析，确定其化学结构。

确证阈值（qualification threshold）：超出此阈值的杂质均应基于其生物安全性评估数据，确定控制限度。

TDI：药品杂质的每日总摄入量（total daily intake）。

残留溶剂，应根据生产工艺中所用有机溶剂及其残留情况，参照本药典残留溶剂测定法（通则0861）和ICH残留溶剂指导原则（Q3C），确定检查项目。

三、杂质检查分析方法

杂质检查应尽量采用现代分离分析手段，用于杂质检测和定量测定的分析方法须按照本药典分析方法验证指导原则（指导原则9101）和ICH指导原则（Q2）进行验证。尤为重要的是，应能证明分析方法具有检测杂质的专属性。

研究时，应采用几种不同的分离分析方法或不同检测条件以便比对结果，选择较佳的方法作为列入质量标准的检查方法。杂质检查分析方法的建立，应考虑普遍适用性，所用的仪器和实验材料应容易获得。对于特殊实验材料，应在质量标准中写明。在杂质分析的研究阶段，将可能存在的杂质、强制降解产物，分别或加入主成分中，配制供试溶液进行色谱分析，优化色谱条件，确定适用性要求，保证方法专属、灵敏。

杂质研究中，应进行杂质的分离纯化制备或合成制备，以供进行安全性和质量研究用。对确实无法获得的杂质，研制部门在药品质量研究资料和药品质量标准起草说明中应写明理由。

在采用现代色谱技术对杂质进行分离分析的情况下，对特定杂质中的已知杂质和毒性杂质，应使用杂质对照品进行定位；如无法获得杂质对照品，可用相对保留值进行定位。杂质含量可按照色谱法等测定。

对于对映异构体杂质的检测多采用手性色谱法或其他立体选择性方法，应用最为广泛的是手性高效液相色谱法。对于对映异构体杂质检查方法的验证，立体选择性是实验考察的重点。如果对映异构体杂质的出峰顺序在前，母体药品在后，则有利于两者的分离和提高检测灵敏度。由于手性色谱法不能直接反映手性药品的光学活性，需要与旋光度或比旋度测定相互补充，以有效控制手性药品的质量。对于消旋体药物的质量标准，必要时亦可以设旋光度检查项目。

由于采用色谱法进行杂质限度检查时，受色谱参数设置值的影响较大，有关操作注意事项应在起草说明中写明，必要时，可在质量标准中予以规定。

四、杂质的限度

药品质量标准对毒性杂质和毒性残留有机溶剂应严格规定限度。杂质限度的制订可参考本药典和ICH相关指导原则的要求，考虑如下因素：杂质及含一定限量杂质药品的毒理学和药效学研究数据；原料药的来源；给药途径；每日剂量；给药人群；治疗周期等。

原料药和制剂质量标准应包括如下。

1.每种特定的已鉴定杂质。

2.每种特定的未鉴定杂质。

3.任何不超过鉴定阈值的非特定杂质。

4.杂质总量（所有超过报告阈值的特定和非特定杂质或降解产物的总和）。

药品杂质鉴定与质控的决策树如下。

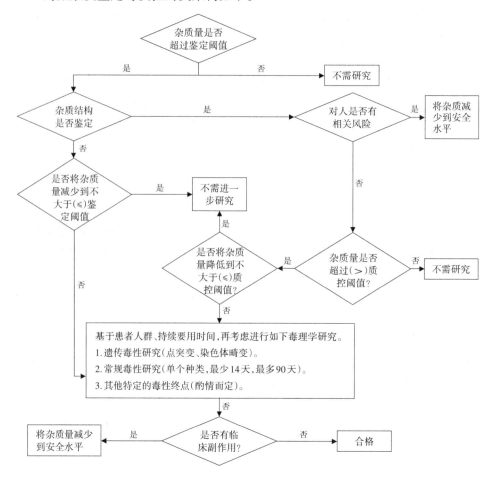